Una curación completa

Una curación completa

Cuando el alma duele...
el cuerpo enferma

Rubén Poplawsky

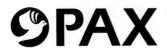

EL LIBRO MUERE CUANDO LO FOTOCOPIAN

Amigo lector:

La obra que tiene en sus manos es muy valiosa. Su autor vertió en ella conocimientos, experiencia y años de trabajo. El editor ha procurado una presentación digna de su contenido y pone su empeño y recursos para difundirla ampliamente, por medio de su red de comercialización.

Cuando usted fotocopia este libro o adquiere una copia "pirata" o fotocopia ilegal del mismo, el autor y editor no perciben lo que les permite recuperar la inversión que han realizado.

La reproducción no autorizada de obras protegidas por el derecho de autor desalienta la creatividad y limita la difusión de la cultura, además de ser un delito.

Si usted necesita un ejemplar del libro y no le es posible conseguirlo, escríbanos o llámenos. Lo atenderemos con gusto.

EDITORIAL PAX MÉXICO

Coordinación editorial: Matilde Schoenfeld
Portada y formación: Jésica Segundo

© Rubén Poplawsky
© 2013 Editorial Pax México, Librería Carlos Césarman, S.A.
    Av. Cuauhtémoc 1430
    Col. Santa Cruz Atoyac
    México DF 03310
    Tel. (5255) 5605 7677 • Fax (5255) 5605 7600
    www.editorialpax.com

Primera edición
ISBN: 978-607-9346-07-2
Reservados todos los derechos
Impreso en México / *Printed in Mexico*

A Elena

A mi familia, por su apoyo
A mis pacientes, por la confianza

A mis amigos, por su presencia
A mis maestros, por la enseñanza

A Samantha, por recordarme cómo ver
con ojos de niño chiquito

A Igal, por hacerme creer nuevamente
en las coincidencias

A Natalia, por contagiarme su alegría

Aquellos a quienes amamos nunca mueren
y siempre seguirán viviendo en nuestros corazones

In memoriam

David Poplawsky
(1906-1992)

Pola Golob
(1912-2003)

◘

Proceso Sánchez Ortega
(1919-2005)

David Flores Toledo
(1926-2011)

◘

Óscar Escamilla
(1936-2007)

Adalberto Saldaña
(1941-2013)

Esther Seligson
(1941-2010)

◘

Miguel Poplawsky
(1958-2013)

Aude sapere
Atrévete a saber

Aude sentire
Atrévete a sentir

Aude essere
Atrévete a ser

Al final, todo irá bien,
por lo tanto, si no va bien todo,
es que todavía no es el final

PROVERBIO HINDÚ

Contacto

Favor de enviar sus comentarios y sugerencias a:

ElArteDeEnfermar@gmail.com

Agradezco al Creador por permitirme llegar a este momento.

Agradezco a mis pacientes por confiar y compartir su camino.

Agradezco a mis consejeros, lectores, revisores, correctores de estilo, críticos y prologuistas:

Eva Salgado, Guillermo Fárber, Julio de los Reyes, Isaac Shubich, Sara Cherem, Patricia Lodoza, Leticia Ortiz, Verónica Irastorza, Norma Muñoz-Ledo, José Alberto Martínez, Natan Zachs…

Agradezco a Desly Mendoza por transcribir el libro, ene-mil veces, sin quejarse… demasiado.

Agradezco a Matilde Schoenfeld por mostrarme y defender que puede haber otros puntos de vista.

Índice

Presentación

Nunca olvidaré mi primera consulta, allá por el año de 1986, con el doctor Rubén Poplawsky. Literalmente, había acudido obligada por algunos de sus pacientes, hartos ya de mis permanentes resfríos o de mi consumo consuetudinario de analgésicos para mis casi infaltables jaquecas vespertinas. "Ve con un homeópata, yo conozco uno muy bueno". ¿Qué podía perder?, me dije, y creo que fue una de las mejores decisiones que he tomado en la vida.

Al iniciar la consulta, yo ya estaba preparada para describirle mis síntomas físicos, por ejemplo referirle con qué frecuencia me resfriaba, si pensaba en alguna posible fuente de contagio, si me afectaban los cambios bruscos de temperatura, si había tenido fiebre... Sin embargo, lejos de indagar acerca de estos temas, aparentemente lógicos para mi prevista curación, me sorprendió con una pregunta: "¿que sientes si te enteras que alguien habla mal de ti?"

Luego de algunos segundos de sorpresa ante el inusitado cuestionamiento, me enfrasqué en una larguísima sesión donde salieron a flote emociones, miedos, angustias, creencias, viejas enfermedades, la mente, el alma, el espíritu, relatos de la vida de Samuel Hahnemann y sus experimentos, revelaciones sorprendentes sobre lo que una flor, un insecto, un mineral o, simplemente, nuestra propia mente, puede hacer por la salud. Recuerdo que al volver a casa luego de esa sesión, me sentí invadida por una mezcla de tranquilidad, alegría, curiosidad, sorpresa y muchas inquietudes frente al recién descubierto mundo de la medicina según la planteaba el doctor Poplawsky. Por supuesto, los resfríos y las jaquecas pasaron a la historia.

Con el paso de los años, he tenido el privilegio no sólo de seguir siendo su paciente, sino, sobre todo, su amiga. A lo largo de las incontables veces que he estado en su consultorio, he podido beneficiarme de su creciente arsenal de conocimientos para entender por qué y para qué nos enfermamos y, mejor aún, cómo podemos curarnos; para comprender por qué no hay enfermedades, sino enfermos; cómo acusar recibo de nuestros síntomas, entre otros temas apasionantes, que suele compartir de una manera cálida y bondadosa.

Además de mis propias experiencias como su paciente, he podido atestiguar la de gente cercana y querida (mi familia, mis amigos, mis conocidos) que también han seguido la sugerencia de consultarlo. Desde luego, no existen en este camino curas milagrosas ni remedios infalibles: sólo he visto curarse a quien tiene auténticos deseos de esforzarse para ello, quien está dispuesto a escucharse a sí mismo y entender para qué se ha enfermado.

Tal vez por mi propia formación (soy comunicóloga, me interesa la lingüística y la semiótica), uno de los campos que más me ha llamado la atención es la posibilidad de dialogar con nuestro cuerpo, de preguntarle qué trata de decirnos con sus síntomas (¿por qué "sentimos que nos golpean", por qué "se nos mueve el tapete", por qué "se nos cae la cara de vergüenza", por qué "estamos a punto de explotar"...?). Y, debo reconocer que, para entablar estas conversaciones con el cuerpo, el alma y el espíritu, tan redituables en la salud, la experiencia de Rubén Poplawsky ha sido insustituible.

Por todo lo anterior, me provoca gran alegría ver que finalmente mi doctor favorito de todos los tiempos haya decidido reunir y compartir por escrito los conocimientos, descubrimientos y consejos, que ha reunido durante más de tres décadas.

Pletórica en refranes, máximas, lemas y consignas (que desde siempre han sido un extraordinario medio de transmisión del conocimiento entre la humanidad), retomadas de grandes pensadores y científicos de las más diversas épocas y disciplinas, esta obra tiene además una buena dosis de explicaciones en torno a los hallazgos de su autor en torno a la enfermedad, las emociones, la forma como opera la somatización, cómo prevenir enfermedades y, en suma, cómo ser más saludables y felices.

Dispónganse, entonces, a ir más allá de la medicina, a bordo de estas páginas amenas y entrañables, a través de los caminos de la curación.

Eva Salgado Andrade
Profesora-Investigadora en el CIESAS
(Centro de Investigaciones y Estudios Superiores
en Antropología Social)

Preámbulo

Es de sabios

Cambiar de opinión, ciertamente.

Pero sobre todo es distintivo del sabio encontrar atajos a la inteligencia (probablemente otra definición válida de la inteligencia humana: encontrar líneas de contacto cada vez más directas y sencillas, cual recomendaba Occam, entre las enemil misteriosas y caprichosas verdades del Universo).

Desde este enfoque, hay dos clases de sabios: los tipo calvinistas, que son sabios porque se han pasado cientos de reencarnaciones puliendo su mente; y los sabios más prácticos, que además de ese tortuoso y arduo peregrinaje transpersonal, toman el atajo siempre pródigo de la sabiduría ancestral acumulada.

Con este maravilloso compendio de atajos intelectuales que lo vuelve un volumen indispensable, Rubén Poplawsky demuestra que él es de estos últimos sabios.

Sus lectores, sin duda buscando saber más, al consultar disimuladamente estas páginas mientras nadie nos ve, podemos fingir que algo de esa sabiduría, penosamente labrada por milenios, se nos ha pegado... y la entendemos.

Estas cápsulas de sabiduría concentrada son particularmente útiles porque las frases seleccionadas arropan, engloban, el núcleo del libro que incluye al ser humano, sus emociones el propósito de enfermar, los caminos de la curación, la vida, el destino, el dolor, el sufrimiento, la felicidad y los cómo alcanzar los altos fines de nuestra existencia.

Mediante las frases pacientemente cosechadas por Rubén obtendremos respuesta a las preguntas que nos atosigan desde nuestra más remota memoria… además de preguntas tan recónditas que ni siquiera teníamos cabal conciencia de que nos vienen acechando desde siempre.

GUILLERMO FÁRBER
Diciembre, fin del mundo, 2012

Prólogo

Tal vez esta obra, que constituye un verdadero paseo por la historia de la civilización, fue escrita con el objeto de que los que formamos parte del gremio médico, conociéramos algo sobre el punto de vista de la medicina homeopática, que tan sencillamente describe Rubén, explicando algo de su creación, evolución y propósitos de ayudar a la humanidad con sus múltiples afecciones orgánicas y psíquicas. Asimismo, hace notar las bases que la constituyen, y que en su gran mayoría los médicos "alópatas" desconocemos y descalificamos a la homeopatía a la par de inservible en el mejor de los términos, o de charlatanería y otros adjetivos similares, en muchas ocasiones. Debido a que el libro sólo repasa su uso alterno en la medicina, no es mi propósito al hacer este comentario, juzgar lo que ya centenas de años han tenido a bien justificar… y que además se seguirá utilizando.

Lo que sí es importante de la obra es señalar la cantidad de conceptos que hacen pensar en la naturaleza del ser humano ante un padecimiento, su relación con su propio ser, sus semejantes y quienes lo van a tratar de ayudar. Con buen sentido del humor y una excelente selección de afirmaciones, dichos, aforismos y demás información encuadrada en varios capítulos, Rubén señala un camino para comprender mejor el sentido del padecer y aceptar que mucho de ello, lo creamos nosotros mismos.

Los lectores que no son médicos y que ojalá sean muchos, deberían de entender también, que la Medicina es arte y ciencia, que la tecnología no puede sustituir a la relación médico-paciente, que desafortunadamente mucho ha perdido. Hay que leer esta obra primero "de corrido" y después muy despacio y pensando en casa uno de los conceptos ahí expresados y volverlos a leer cuantas veces sea necesario para fijarlos bien.

En cuanto al lector que es médico: abrir su entendimiento como lo ha hecho a lo largo de su corta o larga experiencia en su profesión.

Alguien dijo hace muchos años, que si la vida fuese como "una obra de teatro", el médico tendría un boleto de palco preferencial. Seamos entonces no sólo espectadores, sino también actores en determinar que cada vez que analizamos la problemática de un paciente, existe ALGO (mucho) MÁS ALLÁ DE LA MEDICINA.

Felicito a mi amigo por este esfuerzo, con el deseo de que continúe por mucho tiempo compartiendo sus experiencias y de ellas seguir aprendiendo para ayudar mejor a nuestros pacientes.

ISAAC SHUBICH NEIMAN
Otorrinolaringólogo

Prefacio

Siempre me pregunté: ¿Para que enfermamos? Trataré de describir la búsqueda que emprendí tras ese elusivo propósito y cómo me fue conduciendo a un nuevo paradigma acerca del papel que juega la enfermedad en la vida y cómo nos ayuda a cumplir nuestra misión.

Durante mi práctica médica dos hallazgos fundamentales cambiaron mi manera de ver la realidad y me hicieron darme cuenta de que, en nuestra labor como médicos, debemos explorar más allá de la medicina y de la curación.

El primer hallazgo fue que nuestros miedos atraen situaciones que nos provocan esos mismos miedos.

El segundo hallazgo fue que, cuando reprimimos nuestros miedos ante una situación, al día siguiente somatizamos, ya sea por una enfermedad o por un accidente, algo que nos permita sentirlos. Después observé que cuando somos incongruentes entre lo que sentimos y lo que expresamos se mantiene la somatización.

Nuestro libre albedrío nos permite recibir o rechazar lo que nos sucede y expresar o reprimir lo que nos hace sentir.

El arte de enfermar (enferm*arte*) consiste en rechazar lo que te sucede y reprimir lo que te hace sentir.

Es decir, cuando el alma duele y no expresas lo que sientes, el cuerpo enferma.

En el desarrollo del libro podrás reconocer en dónde se originan tus miedos, cuál es el propósito de enfermar y cuáles son los caminos de la curación. Verás de qué herramientas dispones para cumplir tu misión en la vida.

Abordaré a la enfermedad desde cuatro niveles, el cuerpo, el alma, el espíritu y la vida. En cada caso daré pequeñas dosis de información para una más fácil digestión.

A ratos me hago a un lado, pero no te dejo solo, para que puedas lograr valiosas introspecciones.

Te mostraré las pautas para que tú compongas tu propia melodía.

¡Hagamos de esto una lección de vida!

Introducción

El orden

No te preocupes por el orden de los temas, ni de los huecos que encuentres. Yo confío en que tu mente acomodará la información y rellenará los huecos. Si lo dudas, lee el siguiente escrito que apareció en la red.

¡El odren no ipmotra!

Sgeun un etsduio de una uivenrsdiad ignlsea, no ipmotra el odren en el que las ltears etsan ersciats, la uicna csoa ipormtnate es que la pmrirea y la utlima ltera esetn ecsritas en la psiocion cocrrtea. El rsteo peuden etsar ttaolmntee mal y aun asi pordas lerelo sin pobrleams. Etso es pquore no lemeos cada ltera por si msima, snio la paalbra en un tdoo.

Presnoamelnte me preace icrneilbe.

Ya lo saíba, ¿o no? El odren de los fatcoers no atlera el prudocto.

¡Tnatos aońs de clogeio triodas a la bsarua!

Las frases

Aquí consigno varios siglos de pensamientos, frases célebres, expresiones, dichos populares, citas, sentencias breves, proverbios, refranes, máximas, aforismos, anécdotas, etcétera, de filosofía, religión, medicina, ciencia, magia y milagros, que nos permiten salvaguardar las distintas formas de ver la vida y que pretenden ser semillas que nos inspiren y germinen reflexiones propias y cuestionamientos…

Las frases son como una caricia
para el alma y la mente,
un sutil llamado de atención
que invita a la reflexión

Mariela Béjar

Cito a otros con el fin
de expresarme mejor

Michel Eyquem de Montaigne (1533-1592)

Un proverbio no es
un proverbio para ti, sino hasta
que la vida te lo haya ilustrado

John Keats (1795-1821)

Una frase en el momento adecuado
es como pan en una hambruna

El Talmud

El mundo está lleno de buenas
máximas; sólo falta aplicarlas

Blas Pascal (1623-1662)

Por no poder garantizar la autoría de las frases:

Examina lo que
se dice, no quién lo dice

Proverbio árabe

La sabiduría

¿Quién es sabio?
Quien aprende de todo
ser humano

Ben Zoma (Siglo II)

La mayor sabiduría
que existe es conocerse a uno mismo

Galileo Galilei (1564-1642)

El arte

Materializar lo espiritual, hasta
hacerlo palpable, y espiritualizar
lo material, hasta hacerlo invisible:
ése es todo el secreto del arte

Jacinto Benavente (1866-1954)

La confianza, como el arte,
nunca proviene de tener todas las respuestas,
sino de estar abierto a todas las preguntas

E. W. Stevens (1879-1955)

El mundo está lleno
de pequeñas alegrías: el arte
consiste en saber distinguirlas

Li Tai-Po (701-762)

El arte de la medicina
consiste en entretener al paciente
mientras la naturaleza cura
la enfermedad

Voltaire (1694-1778)

La enseñanza

La diferencia entre la escuela y la vida
es que en la escuela te enseñan primero
la lección y luego te ponen una prueba;
en la vida, primero te ponen la prueba
y después aprendes la lección

Anónimo

*No hablo
para enseñar nada, sino para
provocar algo en ti*

Osho (1931-1990)

No se le puede enseñar nada
a un hombre, sólo se le puede ayudar a
encontrar la respuesta dentro de sí mismo

Galileo Galilei (1564-1642)

Si das pescado a un hombre
hambriento, lo nutres una jornada.
Si le enseñas a pescar, lo nutrirás
toda la vida

Lao Tsé (570-490 a.C.)

Además de enseñar, enseña a dudar
de lo que has enseñado

José Ortega y Gasset (1883-1955)

La esperanza

La esperanza es el sueño
del hombre despierto

Aristóteles (348-322 a.C.)

La esperanza ve lo invisible,
siente lo intangible y logra lo imposible

Anónimo

Por muy larga que sea la tormenta,
el sol siempre vuelve a brillar
entre las nubes

Khalil Gibran (1883-1931)

Si ayudo a una sola persona
a tener esperanza, no habré
vivido en vano

Martin Luther King (1929-1968)

Es mejor viajar lleno de esperanza que llegar

PROVERBIO JAPONÉS

NADA NUEVO

Lo que fue, eso será,
y lo que se hizo, eso se hará;
no hay nada nuevo bajo el sol

ECLESIASTÉS 1:9

REPETIR

Repetir es persuadir con más detalle

DUQUE DE LEVIS (1755-1830)

NO ENTENDER

Este saber no sabiendo es de tan
alto poder, que los sabios arguyendo jamás
le pueden vencer; que no llega su saber a
no entender entendiendo,
toda ciencia trascendiendo

SAN JUAN DE LA CRUZ (1542-1591)

Confía en Dios con todo tu corazón y en tu
entendimiento no te apoyes

PROVERBIOS 3:5

Las preguntas

Tengo seis honestos sirvientes y ellos
me enseñaron todo lo que sé.
Sus nombres son: Qué, Por qué,
Cuándo, Cómo, Dónde y Quién

Rudyard Kipling (1865-1936)

Es mejor conocer algunas preguntas
que todas las repuestas

James Thurber (1894-1961)

Es más fácil juzgar el ingenio del hombre
por sus preguntas que por sus repuestas

Duque de Levis (1755-1830)

No procuro saber las repuestas,
procuro comprender las preguntas

Confucio (551-479 a.C.)

Tu trabajo

La única manera de hacer un
gran trabajo es amar lo que se hace.
Si no lo has encontrado todavía, sigue buscando

Steve Jobs (1955-2011)

Tu trabajo es descubrir tu mundo y después
entregarte a él con todo tu corazón

BUDA (C.543-478 A.C.)

TU CAMINO

Un viaje de mil millas
comienza con el primer paso

LAO TSÉ (570-490 A.C.)

Cada hombre tiene que
inventar su propio camino

JEAN PAUL SARTRE (1905-1980)

Nunca andes por el camino trazado,
pues él te conduce hacia donde otros ya fueron

ALEXANDER GRAHAM BELL (1847-1922)

Caminante, son tus huellas el camino
y nada más; caminante, no hay camino,
se hace camino al andar.
Al andar se hace el camino, y al volver la
vista atrás se ve la senda que nunca
se ha de volver a pisar

ANTONIO MACHADO (1875-1939)

Ten el valor de servirte de
tu propia razón

Kant (1724-1804)

No busques seguir los pasos de
los hombres de la antigüedad.
Busca lo que ellos buscaron

Matsuo Bashô (1644-1694)

Tu tiempo en este mundo
es limitado, no lo desperdicies
viviendo la vida de otros

Steve Jobs (1955-2011)

Para ser un verdadero investigador de la
verdad, es necesario, al menos una vez en la
vida, poner en duda todas las cosas

René Descartes (1596-1650)

La verdadera filosofía consiste
en reaprender a ver el mundo

Merleau-Ponty (1908-1961)

El verdadero viaje de descubrimiento
no es buscar nuevas tierras,
sino ver con nuevos ojos

MARCEL PROUST (1871-1922)

Cuestiona todo

MARÍA MITCHELL (1818-1889)

LA PERFECCIÓN

Estoy en la búsqueda de lo que no puede
ser alcanzado: la perfección

ANDREW VACHSS (1942-)

El artista debe aspirar a la perfección
en todo lo que hace

EUGÈNE DELACROIX (1798-1863)

La perfección se logra al fin,
no cuando no hay nada que agregar,
sino cuando ya no hay nada que quitar

ANTOINE DE SAINT-EXUPERY (1900-1944)

No se puede llegar a la perfección sin
haber cometido al menos un error

ANÓNIMO

*Hay quienes se consideran perfectos, pero es
sólo porque exigen menos de sí mismos*

HERMANN HESSE (1877-1962)

La perfección está en aceptar
la imperfección de los demás

ANÓNIMO

*El afán de perfección hace a algunas
personas totalmente insoportables*

PEARL S. BUCK (1892-1973)

Hay que luchar, nadie llega a la perfección
por mera renuncia

MAHABHARATA

Muchas veces sucede que no hay tanta
perfección en las obras compuestas de
varios trozos y hechas por las manos
de muchos maestros, como en aquellas
en que uno solo ha trabajado

RENÉ DESCARTES (1596-1650)

Procurando lo mejor estropeamos
a menudo lo que está bien

WILLIAM SHAKESPEARE (1564-1616)

OFENDER

He ofendido a Dios y a la humanidad
porque mi trabajo no tuvo la calidad
que debía haber tenido

LEONARDO DA VINCI (1452-1519)

Ante una ofensa, lo mejor es poder perdonar...
El perdón es una elección que hacemos para obtener el
regalo de la paz.

Enseñemos a perdonar;
pero enseñemos también a no ofender.
Sería más eficiente

José Ingenieros (1877-1925)

Perdona, que perdonando tendrás en paz
tu alma y la tendrá el que te ofendió

Madre Teresa de Calcuta (1910-1997)

Los libros

La lectura de un buen libro es un diálogo
incesante en el que el libro habla
y el alma contesta

Andre Maurois (1885-1967)

*Un cuarto sin libros es como
un cuerpo sin alma*

Cicerón (106-43 a.C.)

La lectura es como el alimento;
el provecho no está en proporción
de lo que se come, sino
de lo que se digiere

Jaime Balmes (1810-1848)

Un libro, como un viaje,
se comienza con inquietud
y se termina con melancolía

José Vasconcelos (1882-1959)

¿Nunca os ha sucedido, leyendo
un libro, que os habéis ido deteniendo
continuamente a lo largo de la lectura,
y no por desinterés, sino al contrario,
a causa de una gran afluencia de ideas,
de excitaciones, de asociaciones?
En una palabra, ¿no os ha pasado eso
de leer levantando la cabeza?

Roland Barthes (1915-1980)

¿Cómo se arma un libro?
Igual que un barco,
le respondí a mi nieta
requiere de muchas travesías
de algún naufragio
tocar puertos seguros
una tempestad de tanto en tanto
marineros solidarios
paciencia inquebrantable
(...) muchas plegarias por equipaje
y al timón la providencia

Esther Seligson (1941-2010)

En la lectura debe cuidarse de dos cosas:
escoger bien los libros y leerlos bien

JAIME BALMES (1810-1848)

Teme al hombre de un solo libro

SANTO TOMÁS DE AQUINO (1224-1274)

COMPARTIR

No basta compartir las ideas con
el prójimo; se ha de compartir la vida

RABINDRANATH TAGORE (1861-1941)

INSTRUCTIVO

Recibe y cuestiona todo.
Trata de no entender,
atrévete a sentir
y deja fluir
tus emociones

LA SALUD

Salud es el estado
de completo bienestar físico,
mental y social, y no solamente
la ausencia de enfermedades
OMS (1946)

(O su versión posterior, políticamente correcta, que todavía
no acabo de entender.)

Salud es el nivel de eficacia
funcional y/o metabólica
de un organismo, tanto a nivel
micro (celular) como a nivel macro (social)
y en armonía con el medio ambiente
OMS (1992)

La medicina ha avanzado tanto
que ya nadie está sano
ALDOUS HUXLEY (1894-1963)

La salud es el silencio de los órganos

JULIO DE LOS REYES (1937-)

El sentimiento de la salud se adquiere
sólo mediante la enfermedad

GEORG CHRISTOPH LICHTENBERG (1742-1799)

La salud es un estado transitorio entre
dos épocas de enfermedad y que,
además, no presagia nada bueno

WINSTON CHURCHILL (1874-1965)

La salud es la vida
en el silencio de los órganos

RENÉ LERICHE (1879-1955)

Para conservar la buena salud
en forma permanente, el estado de ánimo
debe ser tomado en cuenta

ROBERT OWEN (1771-1858)

El ser humano pasa la primera mitad
de su vida estropeándose la salud
y la segunda intentando recuperarla

JOSEPH LEONARD GOLDSTEIN (1940-)

La salud humana es un reflejo
de la salud de la tierra

HERÁCLITO (535-484 A.C.)

La salud es un estado acerca del cual
la medicina no tiene nada que decir

W. H. AUDEN (1907-1973)

Cuando estamos sanos,
todos tenemos buenos consejos
para los enfermos

TERENCIO (116-27 A.C.)

Si alguien busca la salud, pregúntale
si está dispuesto a evitar las causas de
la enfermedad; en caso contrario,
abstente de ayudarle

SÓCRATES (470-399 A.C.)

El que quisiere tener salud en el cuerpo,
procure tenerla en el alma

FRANCISCO DE QUEVEDO (1580-1645)

Sólo la alegría es garantía
de salud y longevidad

SANTIAGO RAMÓN Y CAJAL (1852-1934)

La salud no lo es todo pero sin ella,
todo lo demás es nada

ARTHUR SCHOPENHAUER (1788-1860)

Para que el sueño,
la riqueza y la salud se disfruten de verdad,
es necesario interrumpirlos

JEAN PAUL RICHTER (1763-1825)

La primera riqueza es la salud

RALPH WALDO EMERSON (1803-1882)

La salud se manifiesta cuando escapa
de nuestra atención

HANS GEORG GADAMER (1900-2002)

LA ENFERMEDAD

En una encuesta sobre la enfermedad, los más dirán que nos perjudica y hay que luchar contra ella, los menos dirán que nos beneficia y hay que recibirla, y no faltará quien no tome partido. Podríamos concluir que para estos últimos la enfermedad:

> Ni nos beneficia, ni nos perjudica,
> sino todo lo contrario
>
> LUIS ECHEVERRÍA (1922-)

Otras maneras de percibir a la enfermedad:

> Al tratar a la enfermedad
> se puede ganar o perder.
> Al tratar a la persona
> siempre se gana,
> sin importar el desenlace
>
> PATCH ADAMS (1943-)

> *La meta de la enfermedad es la salud*
>
> PROCESO SÁNCHEZ ORTEGA (1919-2005)

La descripción de la enfermedad
no es la enfermedad.
"El mapa no es el territorio"

Alfred Korzibski (1879-1950)

La enfermedad es el grito
de un alma agredida

Richard Engländer (1859-1919)

Es más importante saber qué enfermo
tiene la enfermedad, que
qué enfermedad tiene el enfermo,
porque no se está enfermo
porque se tiene una enfermedad,
sino que se tiene una enfermedad
porque se está enfermo

Maimónides (1135-1204)

La enfermedad es la semilla de la curación...

Vamos a estudiar al ser humano, que a fin de cuentas es el
que se enferma.

EL SER HUMANO

No hay enfermedades sino enfermos

HIPÓCRATES (460-377 A.C.)

Ser divino que viene para tener
experiencias humanas

THEILARD DE CHARDIN (1881-1955)

Errar es humano, perdonar es divino,
rectificar es de sabios

ALEXANDER POPE (1688-1744)

Errar es humano,
pero echarle la culpa a los demás
es más humano todavía

CHARLES CHAPLIN (1889-1977)

El ser humano es perfecto al nacer, después
hay que cuidar esa perfección

ANÓNIMO

El ser humano posee características materiales e inmateriales y, aunque es indivisible, para su estudio lo podemos dividir en cuerpo, alma y espíritu.

La fuerza vital anima al cuerpo material,
y lo controla en sus sensaciones y
funciones, para permitir que
el espíritu dotado de razón,
que radica en nosotros, alcance
los altos fines de su existencia

SAMUEL HAHNEMANN (1755-1843)
ORGANON §9

El cuerpo

Es nuestra parte física o material y está delimitado por los procesos de nacer y morir. Está sujeto a las leyes de la naturaleza. Es la imagen del alma.

En la concepción, recibe la carga genética de sus padres incluyendo las emociones no resueltas y las predisposiciones a enfermar.

El cuerpo humano no es más que apariencia
y esconde nuestra realidad.
La realidad es el alma

VÍCTOR HUGO (1802-1885)

La estructura crea la función y
la función crea la estructura

GLENN DOMAN

El cuerpo sano es el producto
de la mente sana

GEORGE BERNARD SHAW (1856-1950)

El cuerpo es la imagen
concomitante
del alma

PLATÓN (428-347 A.C.)

Solamente se entenderá al ser físico
del hombre cuando se le considere como
imagen de lo anímico-espiritual

RUDOLF STEINER (1861-1925)

Pues el cuerpo toma la forma del alma, ya
que ésta es forma y hace al cuerpo

HERBERT SPENCER (1820-1903)

El cuerpo, si se le trata bien,
puede durar toda la vida

NOEL CLARASÓ (1905-1985)

Si curan al cuerpo sin integrar la mente y el
corazón, la enfermedad volverá

KRISHNAMURTI (1895-1986)

El cuerpo humano es la mejor imagen
del alma humana

LUDWIG WITTGENSTEIN (1889-1951)

El cuerpo es el instrumento del alma

ARISTÓTELES (348-322 A.C.)

No intentes jamás curar el cuerpo,
sin antes haber curado el alma

HIPÓCRATES (460-377 A.C.)

El alma

Nos da la vida y crea un nexo entre el espíritu y el cuerpo, la recibimos al nacer, es el soplo divino, ánima, alma o energía vital. Controla al cuerpo físico en sensaciones y funciones. La vemos en el cuerpo que es su imagen tangible.

El alma es una naturaleza sin reposo

THALES DE MILETO (639-547 A.C.)

El alma es un conjunto de fuerzas
y capacidades que dan vida y
energía a un cuerpo

MALBIM (1809-1879)

El alma es la causa y principio organizador
del cuerpo viviente

ARISTÓTELES (384-322 A.C.)

El alma es un acorde; la disonancia,
su enfermedad

PITÁGORAS (582-507 A.C.)

El alma hace al cuerpo

RALPH WALDO EMERSON (1803-1882)

Cuando sea curada tu alma,
quedarás libre de todos los males

PITÁGORAS (582-507 A.C.)

Porque el alma de la carne,
en la sangre está

LEVÍTICO 17:11

Tu propia alma se nutre
cuando eres bondadoso;
se destruye cuando eres cruel

PROVERBIOS 11:17

Dios me lleva a aguas tranquilas
y restaura mi alma

SALMOS 23

Lo que tiene alma se distingue
de lo que no la tiene por el hecho de vivir

ARISTÓTELES (384-322 A.C.)

El espíritu

Es nuestra parte divina, es eterno. Está jugando el juego de la vida con nuestro cuerpo a través del alma.

Si el espíritu es un atributo divino,
una existencia conforme al espíritu será
verdaderamente divina

ARISTÓTELES (384-322 A.C.)

Es tal la naturaleza del espíritu o eso que
actúa, que no puede ser percibido por sí
mismo, sino solamente por los
efectos que produce

GEORGE BERKELEY (1685-1753)

*El espíritu le da significado a la vida, y la
posibilidad de su más grande desarrollo. Pero
la vida es esencia para el espíritu, ya que su
verdad no es nada
si no puede vivir*

CARL JUNG (1875-1961)

El espíritu del individuo es determinado por
los hábitos dominantes de su pensamiento

BRUCE LEE (1940-1973)

*Lo que es creado por el espíritu es
más vivo que la materia*

CHARLES BAUDELAIRE (1821-1867)

Tranquilizar el espíritu es la mejor manera
de curar el cuerpo

NAPOLEÓN BONAPARTE (1769-1821)

Hay en el espíritu humano muchas fuerzas
que permanecen latentes hasta que
la ocasión las despierta y aviva

JAIME BALMES (1810-1848)

No somos sólo cuerpo, o sólo espíritu,
somos cuerpo y espíritu a la vez

GEORGE SAND (1804-1876)

Una vida feliz consiste en tener
tranquilidad de espíritu

CICERÓN (106-43 A.C.)

La vida es el espíritu
encarnado en el tiempo

RICHARD BUCKMINSTER FULLER (1895-1983)

No puedes permitirte estar discapacitado
en espíritu a la vez que físicamente

STEPHEN HAWKING (1942-)

Muchas veces las palabras que teníamos que
haber dicho no se presentan ante nuestro
espíritu hasta que ya es demasiado tarde

ANDRÉ GIDE (1869-1951)

Divino y eterno es el Espíritu

HERMANN HESSE (1877-1962)

El espíritu es un ser simple, indiviso y activo: en cuanto percibe las ideas se llama entendimiento; y en cuanto las produce y opera sobre ellas,
se llama voluntad

GEORGE BERKELEY (1685-1753)

El espíritu gobierna el universo

ANAXÁGORAS (500-428 A.C.)

El médico debe hablar de lo invisible.
Lo visible debe formar parte de
su conocimiento y él debe reconocer
las enfermedades, tal como cualquiera
que no es médico las reconoce: por sus
síntomas. Pero esto no hace de él un médico;
sólo se convierte en médico cuando
conoce aquello que no tiene nombre,
que es inmaterial e invisible,
y sin embargo tiene su efecto.

PARACELSO (1493-1541)

LAS EMOCIONES

Emoción viene del latín e-*movere*, donde e=afuera y *movere*=mover, o sea, mover hacia afuera.

Ante una situación se genera una emoción que trata de salir (moverse hacia afuera). Cuando impedimos que fluya, reprimiéndola, se manifestara posteriormente en el cuerpo, para hacernos sentir la misma emoción reprimida.

Cada cual tiene la edad de sus emociones

ANATOLE FRANCE (1844-1924)

La expresión de una emoción no es
la propia emoción: es la emoción
convertida en imagen

ERNST CASSIRER (1874-1945)

*No somos responsables de las emociones
pero sí de lo que hacemos con ellas*

JORGE BUCAY (1949-)

Los cuatro elementos

El origen de las emociones lo encontramos en épocas remotas. En casi todas las tradiciones, se habla de los cuatro elementos clásicos que forman parte de todo y todo está formado por ellos, en distintas proporciones.

El AIRE es húmedo y caliente,
el FUEGO es caliente y seco,
la TIERRA es seca y fría,
el AGUA es fría y húmeda

ARISTÓTELES (384-322 A.C.)

La salud es el justo medio entre
lo caliente y lo frío

ARISTÓTELES (384-322 A.C.)

El estado emocional es una mezcla
de los parámetros corporales
caliente / frío
y húmedo / seco

HERÁCLITO (535-484 A.C.)

El cuerpo

En el **M**iedo está frío; tierra y agua.
En el **E**nojo está seco; fuego y tierra.
En la **T**risteza está húmedo; aire y agua.
En la **A**legría está caliente; fuego y aire.

En la gráfica podemos apreciar estas relaciones:

DIMENSIÓN ESPIRITUAL

Alegría

FUEGO	*Caliente*	**AIRE**
Enojo *Seco*		*Húmedo* **Tristeza**
TIERRA	*Frío*	**AGUA**

Miedo

DIMENSIÓN MATERIAL

Como los niños chiquitos

Existe una comunicación entre el cuerpo y el espíritu, a través del alma…

El instructivo, para esa comunicación, lo encontraremos en un equipo nuevo, o sea, un niño recién nacido. El niño chiquito confía y recibe sin cuestionar (ya que no usa el intelecto), procesa las emociones que le hace sentir lo que recibe (y así contacta a su espíritu que está en el reino de los cielos).

En verdad os digo, si no volviereis a ser como los niños chiquitos, no entraréis en el reino de los cielos

MATEO 18:3*

La transición

Al momento de nacer, el bebé comunica al cuerpo con el espíritu, expresando sus emociones. No se requiere el intelecto. Para poder cumplir nuestra misión en la vida es necesario completar la transición entre lo material y lo espiritual. Al reprimir la expresión de una emoción, nos enfermamos para poder restablecer la transición.

---

*Véase también Juan 3:3, Lucas 18:17 y Marcos 10:15

20

Miedo

Al nacer el bebé su cuerpo se enconcha,
se abraza, está frío, tiembla y llora.

Enojo

Si se siente agredido, como cuando lo aspiran, el bebé se
tensa, cierra su esfínter anal, se hace bolita, cierra los puños
(abrazando sus pulgares doblados con los dedos índice y
medio), la punta de los pulgares apuntan hacia abajo, se
pone rojo, está caliente-seco, se estremece y llora.

Tristeza

Lo dejan tranquilo, se afloja relajando todo su cuerpo (se
siente triste, porque lo corrieron de su casa), está frío-
húmedo, suspira y llora con mucho sentimiento.

Alegría

Lo ponen encima de su mamá y al sentir su latido, se cal—
ma, se endereza, está tranquilo, contento, en paz y está
caliente. Las puntas de sus pulgares apuntan hacia arriba.

El lenguaje del alma

El lenguaje del alma se forma de las cuatro emociones básicas: el **M**iedo, que pertenece totalmente al cuerpo. el **E**nojo
y la **T**risteza, que se encuentran entre el cuerpo y el espíritu
(entre la tierra y el cielo), sirven para bajar o subir. la **A**legría, que es exclusiva del plano espiritual.

Para poder recordarlo fácilmente vemos que las iniciales forman la palabra META.

La META es el camino.

La META en cada momento de mi vida, en mi diario caminar, consiste en expresar mis emociones. Cuando difiero la expresión, evito estar en el presente y vivir. Unos ejemplos de diferir son: "cuando termine", "cuando me case", "cuando tenga un hijo", "cuando me cure", "cuando renuncie", "cuando pase el examen", etc. Y así nunca estoy aquí, en el instante en que está transcurriendo mi vida.

Miedo

No es valiente el que no tiene miedo, sino el que sabe conquistarlo

NELSON MANDELA (1918-)

Haz lo que te da miedo y la muerte del miedo es segura

RALPH WALDO EMERSON (1803-1882)

El miedo a un desastre hace que
todo el mundo actúe de manera
que fortalece el desastre

BERTRAND RUSSELL (1872-1970)

El miedo siempre está dispuesto a ver las
cosas peor de lo que son

TITO LIVIO (59-17 A.C.)

*El miedo puede llevar a los hombres
a cualquier extremo*

GEORGE BERNARD SHAW (1856-1950)

El miedo es el más ignorante,
el más injurioso y el más cruel
de los consejeros

EDMUND BURKE (1729-1797)

El hombre que tiene miedo sin peligro,
inventa el peligro para justificar su miedo

ALAIN (1868-1951)

Sólo se tiene miedo cuando no se está
de acuerdo con uno mismo

HERMANN HESSE (1877–1962)

Miedo es igual a deseo

SIGMUND FREUD (1856-1939)

El miedo siempre viene de la ignorancia

RALPH WALDO EMERSON (1803-1882)

No hay medicina para el miedo
Proverbio escocés
El temor te hace más cauto,
el pánico te paraliza

ALEJANDRO MALDONADO

A lo único que debemos temer
es al miedo mismo

FRANKLIN ROOSEVELT (1882-1945)

No es tan fiero el león como lo pintan

GEORGE HERBERT (1593-1633)

El que ha naufragado tiembla incluso
ante las olas tranquilas

OVIDIO (43-17 A.C.)

Sin miedo no puede haber valentía

CHRISTOPHER PAOLINI (1983-) EN ERAGON

El miedo más fuerte, en el ser humano,
es el miedo a perder a la madre

RENÉ SPITZ (1887-1974)

Dejamos de temer aquello
que se ha aprendido a entender

MARIE CURIE (1867-1934)

Los peores embusteros son
los propios temores

RUDYARD KIPLING (1865-1936)

El miedo es un sufrimiento
que produce la espera de un mal

ARISTÓTELES (384-322 A.C.)

El corazón que está lleno de miedo,
ha de estar vacío de esperanza

FRAY ANTONIO DE GUEVARA (1480-1545)

*Muchos no creen en nada,
pero temen a todo*

FRIEDRICH HEBBEL (1813-1863)

No es valiente el que no se asusta

ANÓNIMO

No hay cosa de la que tenga tanto miedo
como del miedo mismo

MICHEL EYQUEM DE MONTAIGNE (1533-1592)

Porque si de algo tengo miedo,
me acaece y me sucede lo que temo

JOB 3:25

Casos

El miedo funciona como un letrero, atrayendo situaciones que nos producen ese mismo miedo.

La exploración del miedo como emoción resulta muy enriquecedora para la comprensión de cómo son atraídas las situaciones y por qué se repiten éstas. Para ilustrar este punto, referiré algunos casos representativos, principalmente relativos a pacientes míos.

1. "Miedo a los payasos"
Paciente masculino, 1 año y medio

Cuando aparecía un payaso la mamá le decía al niño: "No tengas miedo, yo te protejo, el payaso es bueno, es como tu papá pero pintado". Esto NO FUNCIONABA: el miedo continuaba. Le comenté a la mamá que la única manera de DEJAR IR un miedo es ACEPTÁNDOLO, es decir, recibirlo voluntariamente. Días después, en un centro comercial, en el área de juegos, el niño jugaba con su mamá, cuando de pronto se apareció un payaso de un restaurante. El niño se puso muy nervioso, dejó de jugar y se puso a temblar de miedo pero la temblorina no era voluntaria. Abrazó a su mamá, y mientras ambos veían al payaso, la mamá le dijo: "¡Qué miedo! ¿Verdad?, vamos a tiritar", y tembló con su hijo, ahora sí, voluntariamente. Los que pasaban por allí le dijeron "Señora, ¿cómo le dice eso?" A los dos minutos el niño se calmó y siguió jugando con la mamá, y sólo volteaba de reojo a ver al payaso. A los tres minutos tomó a su mamá de la mano y la llevó junto al payaso donde se sentaron tranquilamente, ya sin el miedo. Esto sucedió en el 2000 y el miedo jamás regresó.

2. "MIEDO A CAER DE UNA ALTURA"
Mujer, 28 años

Recurrentemente la joven soñaba que se caía de un edificio muy alto y que cuando ya casi llegaba al suelo se despertaba asustadísima, con sudor frío y palpitaciones. Una amiga le dijo que se dejara ir en el sueño: Aunque ella tenía miedo a morirse, le hizo caso. Esa noche volvió a soñar lo mismo, sólo que esta vez rebotó y el sueño no volvió a repetirse.

3. "MIEDO A UN PERRO"
Hermanos, 5 y 3 años

Toda la familia vino a consulta y durante la misma, les expliqué la manera de procesar los miedos. Al día siguiente me hablaron para reportarme cómo seguían. La mamá me dijo que tenía buenas noticias y me comentó que sus hijos normalmente no tenían ganas de visitar a la abuela, porque ésta tenía un perro que les daba terror. Al ir de visita, ya en el elevador del edificio donde vive la abuela, la mamá mencionó que iban a ver al perro: "¡QUÉ MIEDO!" les dijo y se puso a temblar con ellos. Los niños, por primera vez, se pasaron toda la tarde jugando con el perro.

4. "Miedo a ir a nadar"

Paciente masculino, 1 año 8 meses

Cada vez que llegaba a su clase de natación, el niño se ponía a llorar y a gritar a todo volumen, como si lo estuvieran ahogando. Es nieto de un amigo cantante de ópera y parece que heredó su potente voz. Durante la consulta comenté con la mamá y la abuela acerca de los miedos y cómo dejarlos ir. Les puse el ejemplo del niño con miedo a los payasos, y cómo se resolvió. La mamá dedujo que su hijo tenía miedo de ir a nadar. En la tarde, camino a la natación, le dijo: "Oye hijo, vamos a ir a nadar, ¡QUÉ MIEDO! ¿verdad?" Y se puso a temblar, a lo cual el niño se unió voluntariamente; ambos repetían: "¡Qué miedo!", temblaban y lloraban. Llegaron a la clase de natación y se la pasó de maravilla; el abuelo me contó que hasta "bucitos" hizo.

5. "Miedo a que me pregunten"

Paciente femenino, 12 años

"Cuando no estudio, tengo miedo a que me pregunten y el maestro me pregunta. Si antes de la clase, a propósito, tiemblo de miedo a que me pregunten o deseo que me pregunten, entonces ya no me preguntan".

6. "Miedo a ser agredida"

Paciente femenino, 32 años

La paciente tenía miedo a ser lastimada. Salió a caminar y de la acera de enfrente, de una casa oculta, salió un perro pastor alemán que atravesó la calle y la mordió. Pareciera que con su miedo atrajo el que la lastimaran. Le molestó que los dueños del perro no le pidieron disculpas y que no fueron amables.

7. "Miedo a los piratas"
Paciente masculino, 4 años

Al acostarse a dormir, el niño no quería que su mamá lo dejara solo porque tenía miedo a soñar con los piratas, ya que éstos eran muy malos. Su mamá normalmente le decía que no tuviera miedo, que no le iban a hacer daño y que ella lo protegería, pero el sueño seguía repitiéndose. Entonces su mamá le recordó que a él le gustaba jugar a los piratas y que les dijera que quería jugar con ellos. Le contestó que estaba bien y que ya lo podía dejar solo. Al día siguiente el niño mencionó que soñó con los piratas y, cuando se acercó a decirles que quería jugar con ellos, vio que eran muy malos, les dijo "Ni crean que voy a jugar con ustedes", y se fue. No volvió a soñar con los piratas.

8. "Miedo a crecer"
Paciente masculino, 3 años y medio

En una observación en la escuela Montessori, el niño no quería comer. La guía le dice: "Si no comes, no vas a crecer". El niño le responde: "Yo no quiero crecer para que mis papás no crezcan y se hagan viejitos". Como vemos, el miedo a crecer es un miedo indirecto, ya que el real es a que sus papás envejezcan y se mueran. De cualquier manera abrazamos al niño y temblamos con él sintiendo el miedo a que crezca y que sus papás se hagan viejitos y se mueran.

9. "Miedo a que me sofoquen"

Paciente femenino, 5 años

La mamá trata de proteger a su pequeña y la sofoca: "no andes descalza que te va a hacer daño", "ponte el suéter porque hace frío y te vas a enfermar otra vez", "vente a comer", "vente a bañar", "ve a hacer tu tarea", etc. La hija siente "Me estás sofocando". Como es mami la que la sofoca, reprime su miedo y seguirá atrayendo situaciones que la sofoquen.

10. "Miedo a estar sola"

Paciente femenino, 2 años y medio

La mamá vino a consulta y me comentó que estaba muy angustiada porque a su hija no se le quitaba la tos. Le había dado el tratamiento homeopático, y un fin de semana que no me localizó la tuvo que llevar al hospital y le aplicaron inhaloterapia. La tos seguía; le comenté a la mamá que a veces la tos es una manera inconsciente de decir "No me hacen caso". La mamá siempre solía estar con su hija, pero ahora estaba tomando unos cursos. Al igual que el papá, la dejaban sola con la nana unas horas. Recordó la mamá que su hija le dijo, reclamándole: "me dejaste sola". Nuevamente, a través de los ejemplos de dejar ir el miedo, se le ocurrió decirle a su hija: "Qué miedo a que yo me vaya ¿verdad?" y se pusieron a temblar. La niña mejoró notablemente.

11. "Miedo a las arañas"

Paciente femenino, 8 años

Esta niña tenía miedo, casi terror, a las arañas y cuando entraba en un cuarto, con frecuencia se aparecía una araña. Parecía atraerlas.

Se le recomendó que, cuando tuviera ese miedo, lo podía dejar ir sintiéndolo en todo su cuerpo, estremeciéndose y si podía llorara, como haría un bebé, dando así acuse de recibo. Con esto se quitó el miedo y dejaron de aparecérsele las arañas (como si hubiese dejado de atraerlas).

12. "Miedo a tomar leche"

Paciente masculino, 62 años

Refiere el paciente que, desde hace tres años, cada vez que toma leche le da diarrea. Se le diagnostica intolerancia a la lactosa y se le recomienda que tome leche deslactosada. Con eso deja de tener diarrea. Sucede que una noche encontró unas galletas de chocolate pero sólo había leche normal (de la que le producía diarrea) y decidió tomar la leche pero antes suspiró y se estremeció del miedo a que le produjera diarrea. A partir de ese día la leche ya no le produce diarrea. La causa era el miedo a la diarrea y la intolerancia a la lactosa era tan solo el efecto.

13. "Miedo a un ataque de pánico"

Paciente masculino, 22 años

Me comentaba que le daban ataques de pánico. "Vivo con temor continuo a que me dé un ataque de pánico y he notado que cuando tengo más miedo o estoy nervioso es cuando más me da".

Además de darle un tratamiento, se le indicó que procesara el miedo, estremeciéndose antes de que le diera el ataque de pánico. Mejoró mucho y después se le quitaron del todo.

> Viktor Frankl, en "El hombre en busca de sentido", al hablar de la intención paradójica, dice que: "Si tengo miedo a que me dé un ataque de pánico, me da; si deseo que me dé el ataque de pánico ya no me puede dar".

14. "Miedo a no embarazarse"
Paciente femenino, 32 años

Acude a consulta con su hija de tres años que padece gripas frecuentes. Me platica que lleva tres años tratando de embarazarse, el último año con tratamiento ginecológico, sin ningún resultado. Le comenté acerca del niño con miedo a los payasos y cómo fue superado ese temor. Cuando la vi en consulta, a las dos semanas, ya no me acordaba a qué había venido, y -no sé por qué- le pregunté si estaba embarazada. Me respondió afirmativamente, y al preguntarle cómo le hizo, al principio le daba pena decírmelo. Por fin me lo dijo: "Cada vez que me sentaba en el baño, me ponía a temblar de miedo a que me bajara la regla". Yo creo que durante los tres años que trató de embarazarse, tenía el miedo a no lograrlo en su mente pero no lo recibió en su cuerpo (era un miedo intelectual). Durante ese lapso no dio acuse de recibo, nunca lo aceptó, nunca tembló voluntariamente.

15. "Miedo a dar una conferencia"

Hombre, 51 años

En 1946, a punto de dar una conferencia ante psicoanalistas en NY, Krishnamurti le confesó a su acompañante: "Estoy asustado". Su acompañante respondió: "No tiene por qué, todo está bien". Dentro de su conferencia Krishnamurti mencionó: "No puede haber psicoanálisis sin una orientación psicológica, ni sin amor". Después de la conferencia, su acompañante le preguntó: "¿Cómo hizo para que se le fuera el miedo?" Y Krishnamurti dijo "Lo experimenté totalmente. La mayoría de nosotros no nos damos permiso para experimentarlo. Por eso vivimos con miedo".

16. "Miedo a que me peguen"

Paciente masculino, 4 años

En la escuela sus compañeros lo molestaban y lo agredían y él ya no quería ir a clases por miedo. Le ofrecieron premios para que aceptara ir y no funcionó. Lo amenazaron con castigos y tampoco funcionó. Una mañana estaban pasando en la noticias una pelea entre agitadores y estudiantes de una escuela. Su mamá lo llamó para que lo viera y le dijo: "Mira cómo se pegan en esa escuela. ¡Qué miedo!", y se estremecieron. Se quedó muy atento viendo la escena y cuando acabó se fue hacia su cuarto. Su mamá le preguntó que a dónde iba y él respondió que a vestirse para ir a la escuela. A partir de ese día lo dejaron de molestar y agredir en su escuela.

17. "Miedo a morir"

Hombre, aprox. 50 años

En la vida diaria enfrentamos una infinidad de miedos: a volar en avión, a la oscuridad, a la bruja de la película, a las tormentas, a un examen, a enfermar, a que algo me haga daño, etcétera.

Un amigo me comentó un caso de "miedo a morir", que le sucedió al presidente de una institución bancaria americana, de aproximadamente 50 años de edad. Le detectaron cáncer. Vio a los mejores especialistas y le informaron que ya no había nada más que hacer, estaba desahuciado. Como último recurso, ya que no tenía nada que perder, aceptó platicar con un señor que le preguntó: "¿Qué es lo que más miedo te da en la vida?" Él respondió que siempre le había tenido miedo, más bien TERROR, a las alturas. El señor le dijo que al día siguiente iniciaría un curso de rapelismo, y después iban a escalar montañas. El paciente sobrevivió y quince años después seguía dando conferencias sobre su experiencia. Atribuyeron su curación a la adrenalina que generó al hacer esa actividad que le producía miedo.

Yo considero que al aceptar el miedo a morir que le producía escalar montañas, aceptó indirectamente el producido por el cáncer mismo y lo experimentó totalmente en su cuerpo. De esa manera ya no requirió más al cáncer.

El miedo se mantiene activo, y las situaciones que lo generan continuarán repitiéndose, hasta que sea recibido y sentido voluntariamente.

El Peregrino de Bagdad

Este antiguo relato anónimo nos ilustra el efecto del miedo.

Viajaba un peregrino hacia Bagdad, cuando debajo de una palmera vio a una mujer, extraordinariamente pálida y esquelética, en cuyo platillo de agua y comida nadie echaba nada, por miedo a acercarse…

El peregrino sentándose a su lado, compartió con ella su agua y sus dátiles, preguntándole a dónde iba.

—Soy la Peste, y tengo la misión de ir a Bagdad a llevarme a diez mil seres...

El peregrino horrorizado le contestó:

—Pero eso es una enorme crueldad. Dejarás muchísimas familias mutiladas, y mucha tristeza tras de ti. ¿Hay algo que yo pueda hacer para impedirlo?

La Peste contestó:

—Eres un hombre distinto a los demás. Si cuando llegues al zigurat de Assur, oras toda la noche sin descanso, te prometo que te preservaré la vida, y tan solo me llevaré a los cinco mil seres más desvalidos y enfermos, que no tengan familia alguna.

El peregrino aceptó el trato cumpliendo lo requerido, mas cuando llegó a Bagdad quedó sobrecogido, al ver la ciudad devastada, y enterarse de que habían muerto cien mil personas. Entonces el se quedó más de una semana a ayudar cuanto pudo a los sobrevivientes.

Al regresar a su ciudad, encontró bajo la misma palmera, a la Peste, a la que inquirió duramente su incumplimiento del trato.

—Recé toda la noche sin descanso, y sin embargo ¡has matado a cien mil personas!

La Peste le respondió:

—No es cierto, yo sólo maté a cinco mil enfermos solitarios, los otros murieron de MIEDO.

Miedo-enojo

Reprimimos nuestras emociones debido a que así nos enseñaron de chicos. Nos decían: "No tengas miedo", "No te enojes", "No llores", "Debes de ser fuerte"… Pensando que así no íbamos a sufrir y el resultado ya lo saben.

Si hiciéramos una analogía del enojo y el miedo con un iceberg, veríamos que el enojo es la punta que sobresale de la superficie del agua, que es lo que acostumbramos mostrar, y bajo la superficie está una gran masa de hielo que es, en realidad, el miedo que mantenemos oculto.

El bloque de hielo es de una sola pieza; lo que se muestra afuera del agua, el enojo, forma parte de todo el iceberg y está apoyado en lo que queda debajo, que es el miedo. Cuando nos enojamos con alguien, o alguien se enoja con nosotros, hay que pensar cuál es el miedo subyacente que siempre está presente pero oculto. Por ejemplo, cuando un niño está a punto de meter los dedos en un contacto eléctrico, poniendo en peligro su vida, le gritamos en apariencia enojados, pero en realidad tenemos miedo de que algo le pase.

Todo enojo tiene un miedo subyacente...

Enojo

Cualquiera puede enojarse, eso es fácil.
Lo difícil es enojarse con la persona adecuada,
en el momento justo y en el grado necesario
ARISTÓTELES (384-322 A.C.)

El que fácilmente se enoja hará locuras
PROVERBIOS 14:17

El que se enoja pierde
REFRÁN POPULAR

El enojo, el orgullo y la competencia son
nuestros verdaderos enemigos. Nunca
se puede ser feliz con actitud de ira
DALAI LAMA (1935-)

Dad tiempo para que se calme el enojo; un aplazamiento, lejos de quitar nada al poder, añade la prudencia a la fuerza

TITO LIVIO (59 A.C.- 17)

La risa nos mantiene
más razonables que el enojo

DUQUE DE LEVIS (1755-1830)

Por cada minuto de enojo,
perdemos sesenta segundos de felicidad

RALPH WALDO EMERSON (1803-1882)

Enojarse es castigarse
a sí mismo por faltas ajenas

LORD CHESTERFIELD (1694-1773)

Tristeza

Al no poder luchar ni huir, nos viene la tristeza.

Mejor es el pesar que la risa;
porque con la tristeza del rostro
se enmendará el corazón

ECLESIASTÉS 7:3

La tristeza es una enfermedad en la que
cada paciente debe tratarse a sí mismo

JEAN-BAPTISTE POQUELIN MOLIÈRE (1622-1673)

Las lágrimas derramadas
son amargas, pero más amargas
son las que no se derraman

PROVERBIO IRLANDÉS

No puedes evitar que los pájaros de la
tristeza vuelen sobre ti, pero debes evitar
que aniden en tu cabello

PROVERBIO CHINO

El alma resiste mucho mejor los dolores
agudos que la tristeza prolongada

JEAN-JAQUES ROUSSEAU (1712 -1778)

La tristeza es un muro entre dos jardines

GIBRÁN JALIL GIBRÁN (1883-1931)

¿Estás triste?
Busca a otra persona triste
y consuélala: así encontrarás la alegría

RABINDRANATH TAGORE (1861-1941)

Alegría

Muchas personas pierden las pequeñas
alegrías esperando la gran felicidad

PEARL S. BUCK (1892-1973)

Si exagerásemos nuestras alegrías,
como hacemos con nuestras penas,
nuestros problemas perderían importancia

ANATOLE FRANCE (1844-1924)

Hay personas que lloran al saber que
las rosas tienen espinas.
Otras ríen al saber que
las espinas tienen rosas

CONFUCIO (551-479 A.C.)

Lo que deseas conseguir, más fácilmente
lo obtendrás con una sonrisa
que con la punta de la espada

WILLIAM SHAKESPEARE (1564-1616)

La alegría, cuanto más se gasta más queda

RALPH WALDO EMERSON (1803-1882)

Ríe y el mundo reirá contigo;
llora y llorarás solo

ELI WILCOX

Cuando te sientas decaído,
sólo trata de sonreír con tu cara, y pronto
verás que todo tu ser estará sonriendo

HANS SELYE (1907-1982)

La raza humana tiene un arma
verdaderamente eficaz:
la risa

MARK TWAIN (1835-1910)

Una sonrisa es una línea curva
que lo endereza todo

Phyllis Diller (1917-2012)

La sonrisa cuesta menos
que la electricidad y da más luz

Proverbio escocés

Impotencia

Al nacer el bebé expresa miedo, enojo, tristeza y alegría además de suspirar. Al desarrollar su intelecto expresa Impotencia.

Charles Darwin, en su libro *La expresión de las emociones en los animales y en el hombre*,

menciona que ante una situación de impotencia, en la cual no tenemos el control, para evitar o para hacer que suceda algo, podemos:

"Encoger los hombros, meter los codos,

abrir las manos con las palmas hacia arriba, separar los dedos, levantar las cejas y entreabrir la boca suspirando."

Mirando hacia arriba con confianza

Mi nieta tenía un año de edad, todavía no hablaba, y le pregunté si sabía dónde estaban los caballitos (los vio el día anterior). Ella muy seria volteó a un lado, volteó al otro y como dicen, una imagen vale más que mil palabras.

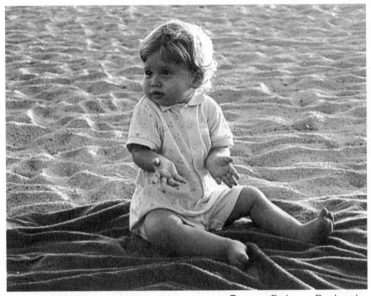

Fotografía: Irene Poplawsky

Este gesto lo empezamos a hacer cerca del año de edad, que es cuando ya se desarrolló el intelecto, y lo dejamos de hacer como a los cinco años, que es cuando el intelecto nos hace creer que sí controlamos las cosas. Después de esa edad sólo lo hacemos parcialmente, como los adultos, levantando un hombro, abriendo y volteando la palma de una mano, etcétera.

Al rezar el siguiente salmo, hacemos el mismo gesto, viendo hacia arriba con confianza. Así nos ponemos en posición de recibir.

> Tú abres tu mano pródiga,
> y satisfaces el deseo
> de todo ser viviente
>
> SALMOS 145:16

La serpiente de cobre

Números 21:4-9

El pueblo de Israel se quejó del "maná", mueren muchos mordidos por serpientes ardientes, y le piden a Moisés que interceda ante el Creador para que mate a las serpientes que los están diezmando. Dios le dijo: "Construirás una serpiente de metal y la pondrás en el estandarte frente al campamento. Aquellos que hayan sido mordidos, si ven hacia la serpiente vivirán".*

Cuando una serpiente me muerde, me da miedo a morir. Si veo con confianza hacia arriba, hacia la serpiente, semejante a la que me mordió, y siento en mi cuerpo ese miedo a morir; entonces me podré salvar.

El que vea hacia la serpiente, vivirá...

La serpiente de cobre es llamada "signo de salvación". Los sabios dicen que no era la serpiente la que curaba, sino la fe y confianza de los que elevaban los ojos hacia el Creador.

En hebreo se emplea la palabra "Nes" para referirse indistintamente a "estandarte" o a "milagro". Entonces podríamos añadir:

El que vea hacia el milagro, vivirá...

---

*Varias generaciones después (700 años aprox.), el rey Ezequías mandó cortar el poste sagrado y trituró la serpiente de cobre porque se había convertido en un ídolo y le ofrecían sacrificio contraviniendo así los mandamientos de Dios. (Véase 2 Reyes 18:1-4)

SOMATIZAR

Soma=cuerpo

- Proceso mediante el cual se transforman problemas emotivos en síntomas corporales.

- Transformar problemas psíquicos en síntomas orgánicos de manera involuntaria.

- La expresión de problemas psicológicos a través de enfermedades físicas.

- La generación de síntomas físicos derivados de una condición emocional reprimida, tal como la ansiedad, el miedo, la tristeza, etc.

- Cuando el dolor mental no se puede manifestar, se traduce en dolor físico.

- Cuando lo exterior no funciona, se interioriza un malestar que lo describe.

La imaginación puede crear y curar una enfermedad grave

Samuel Hahnemann (1755-1843)
Organon §17(A), 16(9)

El doctor John Sarno en su libro Healing Back pain; the mind-body connection (Sanando el dolor de espalda; la conexión mente-cuerpo) dice que somatizamos con el dolor de espalda ya que es más fácil sobrevivirlo que el conflicto emocional que lo originó.

Un conflicto emocional no manejado
se expresará en el cuerpo,
buscando así el equilibrio

JOHN SARNO (1923-)

Al doctor Hamer le mataron a un hijo de 19 años de edad. Al poco tiempo le diagnosticaron cáncer en el testículo derecho y a su esposa en el seno izquierdo. Después de estudiar muchos casos de cáncer en el hospital donde trabajaba llegó a la conclusión siguiente:

Un shock conflictivo extremo,
repentino y dramático,
vivido en la soledad,
puede causar cáncer
o una enfermedad análoga

RYKE GEERD HAMER (1935-)

La mente puede hacer del infierno
un cielo y del cielo un infierno

JOHN MILTON (1608-1674)

La totalidad de los síntomas conforman la imagen de la esencia de la enfermedad, o sea, de la fuerza vital perturbada

SAMUEL HAHNEMANN (1755-1843)
ORGANON §7

El estado interior del hombre es anterior a lo que lo rodea; por lo tanto los alrededores no son causa, solamente reaccionan sobre lo interior y lo reflejan

JAMES TYLER KENT (1849-1916)

Solamente la energía vital afectada, produce la enfermedad y ésta expresa todo el cambio interno

SAMUEL HAHNEMANN (1755-1843)
ORGANON §12

Las enfermedades corresponden a los afectos del hombre y no son más que la expresión exterior del interior del hombre

JAMES TYLER KENT (1849-1916)

Todas las enfermedades del mundo,
tanto agudas como crónicas,
son representaciones de
los interiores del hombre

JAMES TYLER KENT (1849-1916)

Tal como es el interior también es el exterior,
y el exterior no puede existir excepto como
resultado del interior

JAMES TYLER KENT (1849-1916)

Localización

De acuerdo con la emoción que fue reprimida:

EMOCIÓN	ÓRGANO	SISTEMA
Alegría	Corazón	Circulatorio
Tristeza	Pulmón	Respiratorio
Enojo	Hígado	Digestivo
Miedo	Riñón	Urinario

Si la situación en que reprimimos las emociones se dio por
algo intelectual o por un hombre entonces somatizamos del

lado derecho. Si fue por algo emocional o por una mujer, del lado izquierdo. En los zurdos puede ser al revés.

Más importante que la localización de los síntomas es la emoción que reprimimos y nos hizo somatizar. Como veremos más adelante, el propósito primario de somatizar es expresar la emoción reprimida.

Casos

A través de los casos que siguen, muchos de ellos observados en la consulta, quedará más claro el proceso de somatizar.

1. "No me dejan gritar"
Paciente masculino, 37 años.

En 1995 se presentó a consulta el entrenador de un equipo de futbol, con una hinchazón severa del cuello.

Refirió en el interrogatorio que el día anterior al malestar, por primera vez en veinte años, no gritó durante el partido, por temor a ser expulsado. Reprimió lo que sentía, o sea, contuvo los gritos. Pareciera como si su cuello hubiera "guardado los gritos" que no fueron expresados.

El diagnóstico fue parotiditis atópica. El cuerpo reflejó aquello que no fue dejado salir.

> HIPÓTESIS: La expresión reprimida de una emoción se manifestará en el cuerpo, al día siguiente de haberla reprimido.

51

2. "Se me retuercen las tripas"

Paciente femenino, 44 años.

La paciente reportó que fue operada doce días antes de la consulta. Para ver si hubo una represión emocional y confirmar la hipótesis, le pregunté:

—¿Qué sucedió antes de la operación?

—Una chica de 23 años me solicitó que enviara unos cuadros a una galería y yo acepté. Acordamos que en la inauguración habría valet parking y vino de honor. En la noche en cuestión efectivamente había valet parking, pero en lugar de que lo pagara la galería se lo estaban cobrando a cada asistente. El vino de honor resultó ser una copa de tequila de una botella que pusieron en el piso. Me sentí violada por esta chica...

Desde pequeña, cuando algo me disgustaba, del coraje siempre decía, "se me retuercen las tripas". Pero esta vez, lo sentí y no lo pude expresar como acostumbraba, porque en la galería estaban los cuadros que envié, mis clientes y mis amigos. Así que estuve sonriente y además elogiando la exposición.

Al día siguiente, la internaron de urgencia en el hospital y acabaron operándola de una oclusión intestinal.

Se siguió confirmando la hipótesis.

3. "No lo soporto"

Paciente femenino, 46 años.

Se presenta a consulta la paciente cursando una migraña, de lateralidad derecha que se estaba manifestando cada dos semanas. Le pregunté:

—¿Qué sientes cuando tienes ese dolor?

—¡No lo soporto!

—¿Qué pasó ayer?

—Nada especial. Bueno sí, mi marido me dio el dinero del gasto, yo le pedí más y él me dijo que estaba gastando mucho. Pero yo sabía que él se acababa de comprar unos palos de golf muy caros.

—¿Qué sentiste cuando te dijo eso?

—Que no lo soporto.

—¿Y qué le contestaste?

—Sólo le pregunté: ¿Qué quieres de cenar, mi vida?

Al día siguiente amaneció con migraña, del lado derecho, "insoportable".

Como vimos con anterioridad, en la localización de los síntomas al somatizar, el lado derecho corresponde a haber reprimido las emociones frente a un hombre o ante algo intelectual.

4. "Me da coraje"
Paciente femenino, 34 años.

Se presenta a consulta por un dolor en las articulaciones de los dedos, preocupada porque su mamá tenía artritis deformante y ella decía estar muy joven para eso.

—¿Tuviste algún disgusto ayer?

—¡No!

—¿Alguna discusión con tu marido?

—No.... bueno, sí, me da mucho coraje que no quiera que nuestro hijo vaya al campamento.

En el preciso instante que lo dijo, hizo un ademán tensando los dedos de las manos.

—¿Y le expresaste tu coraje?

—No.

Al día siguiente amaneció con dolor en las articulaciones de los dedos. Si ella se va a dormir con esa sensación de coraje, equivale a tener las manos tensas como garras, durante toda la noche y amanece con el dolor. Y si esto lo repite, por sus predisposiciones, manifestará la artritis deformante que tanto teme.

Se corroboró nuevamente que la represión emocional sucede el día anterior a la manifestación de los síntomas.

5. "Me movieron el tapete"
Paciente masculino, 59 años.

Lo traen casi cargando a consulta. Refiere vértigo, con seis días de evolución que causa que se vaya de lado. Le pregunté si le había sucedido algo o había tenido una preocupación antes de que se iniciaran los síntomas; lo negó. Posteriormente, en el transcurso de la consulta recordó que el día anterior a que le empezaran los síntomas, cuando se levantó (a las doce horas) fue al cuarto de su hijo, de 27 años, y la cama estaba hecha, no había avisado que no se quedaría a dormir en casa, ni se reportó. Llamó a sus amigos para preguntar por él y nadie sabía nada. Habló a la policía y lo fue a buscar a la Cruz Roja. Posteriormente, por su celular le habló su hijo y éste le dijo que se le había hecho tarde y no se había podido reportar antes.

—¿Qué sentiste?

—Que "me movieron el tapete".

Al día siguiente le inició el vértigo.

6. "Me duele crecer"
Paciente masculino, 10 años.

Presenta dolor de piernas por las noches. Lo diagnostican como "dolor de crecimiento". Le duele crecer, prefiere seguir siendo pequeño y, al no expresarlo, manifiesta el dolor.

7. "Siento que me muero"
Paciente femenino, 48 años.

Refiere que se desmaya y tiene convulsiones desde los ocho años, tiene miedo al mal y se traga el enojo. En una ocasión la mordió un perro rabioso y en otra una rata. Ve fantasmas y presencias. Con todo lo anterior, experimenta situaciones que no puede confrontar sintiéndose morir y reprime lo que siente. Al día siguiente, de reprimir sus emociones, las somatiza con desmayos, sintiendo que se muere.

8. "Me hierve el hígado"
Paciente masculino, 69 años.

Jubilado, se dedica a dar cursos de capacitación a empresas. Cuando le cancelaban un curso, sobre todo si era a última hora, él usaba la expresión "Me hierve el hígado". Cuando lo expresaba no había problema. Pero para evitar preocupar a la familia se lo empezó a guardar. Se enfermó gravemente de cirrosis hepática (no tomaba alcohol). Pareciera que efectivamente le estaba hirviendo el hígado.

9. "Me duele tragar"

Paciente masculino, 48 años.

Gerente de una empresa, siente dolor de garganta, desde hace una semana. El día anterior a que se iniciaran los síntomas refiere que tuvo que cesar a un empleado amigo de él, y le dolió mucho tragar eso. No lo expresó y al día siguiente presenta dolor de garganta que se agrava al tragar.

10. "No quiero oír"

Paciente femenino, 37 años.

Casada hace 15 años, en un matrimonio bastante liberal. Se presenta a consulta por migrañas que padece desde que era adolescente. Refiere en los antecedentes patológicos que hace un año sufrió la pérdida total de audición de su oído derecho. Al interrogarla sobre lo que sucedió el día anterior a la pérdida del oído, menciona que estaban de vacaciones y su marido le comentó que estaba teniendo relaciones con una estudiante. Ella no quiere oír eso, trata de ser fuerte y reprime lo que siente. Al día siguiente, repentinamente, le sobreviene la pérdida de la audición.

11. "Me duele oír eso"

Paciente masculino, 6 años.

El lunes se presenta a consulta con dolor de oído derecho. La madre cree que fue por nadar el domingo.

—¿Por nadar el domingo?, le pregunté.

—Su papá lo regañó mucho el domingo, y el lunes le vino el dolor.

Le diagnostican otitis media. Ya teniendo el dolor, el papá le habla bonito diciéndole algo que sí quiere oír: que lo quiere mucho, que él se pone triste cuando su hijo se enferma y que sueñe con los angelitos. Al día siguiente amaneció curado del dolor de oído.

12. "ME REVIENTA EL HÍGADO"
Paciente masculino, 65 años.

Lo visité en el hospital donde se encontraba en estado crítico. Le pregunté de los antecedentes emocionales antes de su enfermedad y me dijo:

—Mi esposa vendió nuestra casa sin avisarme y me revienta el hígado que hizo eso sin tomarme en cuenta.

—¿Y se lo hiciste saber?

—No, me quedé callado.

Lo estaban tratando de abscesos hepáticos múltiples de etiología mixta. Prácticamente se le estaba reventando el hígado.

13. "NO PUEDO TRAGAR"
Paciente femenino, 37 años.

Casada, con una hija de 4 años, se presenta a consulta por una deglución difícil que le impide comer, refiere que se le cierra la garganta. Ella tenía un puesto ejecutivo, y le ofrecieron un trabajo con una gran promoción en el extranjero. Su esposo tendría que dejar su trabajo. Decide no aceptar el puesto y renuncia a su trabajo actual para poder pasar más tiempo con su hija. Le ofrecieron asociarse con ella pero no cumplieron con lo pactado. Acepta un puesto de consultoría pero no está a gusto con su trabajo y siente que "no lo puede tragar", pero no lo expresa.

14. "ME LIMITAS"
Paciente femenino, 54 años.

Vive en el extranjero. Acaba de fallecer su suegro en México y vino al sepelio. La viuda se queda sola y tendrán que ayudarla a deshacerse del departamento donde vive y posiblemente se la tendrá que llevar a vivir a su casa. La paciente sintió que la estaban limitando y no lo expresó. Al día siguiente decide hacer ejercicio subiendo y bajando escaleras, se cae y se fractura el tobillo izquierdo, lo cual la limita.

15. "NO PUEDO ESTAR TRANQUILO"
Paciente masculino, 59 años.

—Estando en Cuernavaca hacía mucho calor y a mi madre le empezó a sangrar la nariz: Ella estaba muy angustiada porque en sus 91 años de vida no recordaba que alguna vez le hubiera sangrado. Creía que estaba muy grave. Yo traté de calmarla diciéndole que era experto en sangrados de nariz, ya que desde chico me sangraba mucho y sólo me ponía un tapón y se me detenía el sangrado. No logré calmarla, me angustié, me sentí intranquilo, preocupado y no expresé mis emociones. Al regresar a México, esa noche empecé a tener tos con estertores cada vez más fuertes, a tal grado que el ruido me impedía descansar, me hacía sentir angustiado, intranquilo y preocupado.

16. "Se me está yendo la vida"
Paciente masculino, 63 años.

Desde que falleció su madre estaba muy triste, continuaba trabajando pero había mucha apatía y desgano. Pasaban los días y sentía que se le estaba yendo la vida, pero no lo expresó. Tuvo un sangrado rectal que corrigió con medicamentos ignorando sus emociones. Seis meses después, le vino una anemia hemolítica autoinmune idiopática por la cual estuvo a punto de morir. Seguía sintiendo que se le estaba yendo la vida y tampoco lo expresaba.

La Biblia dice que la vida está en la sangre: En Levítico 17:11 encontramos: "Porque el alma de la carne, en la sangre está".

17. "No me dejan hablar"
Paciente masculino, 2 años.

En su primer día de escuela, la mamá le dice: "Al rato vengo por ti". Él no entiende qué es "al rato", cree que la maestra es su nueva mamá y que los niños le van a quitar sus juguetes. Quiere hablar y no lo dejan. Al día siguiente amanece con 40 °C de temperatura, tiene Estreptococo beta hemolítico, anginas grandes y no puede hablar. Obviamente la mamá cree que lo contagiaron en la escuela.

18. "Siento que voy a explotar"
Paciente femenino, 28 años.

En su trabajo estaba en una situación en la que sentía que iba a explotar porque le cancelaron sus vacaciones y no le avisaron a tiempo. No expresó lo que sentía y al día siguiente se le infló el abdomen y sintió que iba a explotar.

19. "Me duele mucho, ya no lo soporto"
Paciente femenino, 60 años.

Su madre falleció el día anterior, de Alzheimer con ocho años de evolución. Hace cuatro años que ella no la reconocía, pero nunca procesó su duelo. Ahora agradece que no va a sufrir más, pero tampoco lo procesa. Esa noche, al irse a acostar, se golpea con la pata de la cama y se fractura el cuarto ortejo (dedo) del pie izquierdo, lo cual la hace gritar que le duele mucho y que no soporta el dolor. Siente que la está limitando en su caminar.

20. "No me apoyas"
Paciente femenino, 44 años.

Se presenta con dolor de espalda y argumenta que durmió en una mala posición. El día anterior sintió que no la apoyaban y reprimió lo que sentía. Al día siguiente amanece con dolor de espalda que la lastima, le duele y siente que no la apoya.

21. "Siento que me vomito"
Paciente femenino, 20 años.

Comenta con sus amigas. "Siento que vomito por lo que nos hace esa maestra en la escuela". Al despertar y al lavarse los dientes, tenía náusea y sentía que se vomitaba.

22. "Me están sofocando"

Paciente masculino, 6 años.

Presenta crisis asmáticas. Acaba se salir del hospital. La mamá tiene mucho miedo a que se enferme de nuevo y le dice: "No andes descalzo, no juegues con agua, no tomes hielo, cierra la ventana, vente a comer, vente a bañar, ponte el suéter, etcétera". Él siente "me están sofocando, no me dejan respirar, no me dejan vivir", y reprime sus emociones (porque es mami la que se lo dice). Al día siguiente se le cierran los bronquios haciéndole sentir lo que reprimió: "No me dejan vivir, no me dejan respirar, me están sofocando, etcétera".

23. "Me estoy desmoronando"

Paciente femenino, 80 años.

Acaba de perder a su marido. Los hijos le preguntan: "¿Cómo estás?" Y dice "bien" para no preocuparlos, pero en su casa a solas se la pasa llorando. Siente que no la apoyan como antes y que se está rompiendo en pedazos emocionalmente. Se le colapsan dos vértebras lumbares que le causan mucho dolor y físicamente se está desmoronando.

24. "Me estás lastimando"

Paciente femenino, 34 años.

Divorciada 3 años atrás; su matrimonio duró una semana, ya que no se consumó porque su marido era homosexual. Fue operada de un tumor maligno en el seno derecho 15 días antes de venir a consulta. Le pedí que le hablara a su enfermedad y dijo así:

—Me lastimas, me molestas, me impides estar bien, me haces estar intranquila, me obligas a defenderme, a lastimarte, a ser agresiva, a ser mala, a hacer cosas que no quiero, me haces sentir mal.

Reconoce que todo lo anterior fue lo que sintió y reprimió en su corto matrimonio.

25. "ME ESTÁN FASTIDIANDO"
Paciente femenino, 36 años.

En una excursión a la playa, en las dunas se agruparon los mosquitos en forma de nube, la estuvieron picando de un modo incesante. Ella mantuvo la calma, a pesar de sentir que los moscos la estaban molestando. Debido a esa incongruencia, al día siguiente tuvo una reacción alérgica muy intensa con mucha comezón y sentía que le estaban fastidiando la vida.

26. "ME HACES SENTIR INCÓMODA"
Paciente femenino, 48 años.

La paciente refiere que una amiga le dijo que conocía a un doctor que inyectaba Botox y le podía quitar las arrugas que tenía junto a los ojos. "Me hizo sentir vieja e incómoda" -dijo, pero en vez de expresarlo le sonrió y anotó el teléfono del doctor. En la madrugada le dio un bochorno que la hacía sentir incómoda y vieja.

27. "No quiero crecer"

Paciente masculino, 7 años.

Es el primero de dos hermanos. La madre creía que su hijo era de talla pequeña (chaparrito), pero cuando el hermano de cuatro años lo alcanzó en altura, empezó la búsqueda con doctores a ver qué le pasaba. El diagnóstico fue acidosis tubular distal renal: estaba eliminando bicarbonato por la orina.

La mamá recordó que cuando su hijo tenía 4 años le dijo: "Mamá, yo no quiero crecer para que tú no te hagas viejita (y te mueras)". Los doctores decían que no crecía por la acidosis tubular; yo creo que era al revés, para no crecer somatizó la acidosis tubular.

28. "Me ignoran"

Paciente femenino, 44 años.

Sus padres se fueron de viaje, a festejar a un familiar, y no la llevaron a pesar de que ella les dijo que quería ir con ellos. Al mismo tiempo un tío que siempre la lleva de viaje, fue a un crucero y no la invitó. En los dos casos se sintió ignorada y lastimada pero reprimió las emociones que ambas situaciones le generaron. Al día siguiente, mencionó que le acababa de pasar algo muy extraño:

"Me chocaron el coche por atrás y enseguida me volvieron a chocar, ahora de lado, como si yo no estuviera ahí, como si fuera invisible y me hicieron sentir lastimada".

Al reprimir nuestras emociones,
las somatizamos, al día siguiente,
para así poder procesarlas…

Un querido amigo, de quien he aprendido muchas cosas, es autor de varios libros, comunicólogo, economista pragmático que entiende más la situación macroeconómica global que muchos doctores en economía, aceptó compartir con nosotros un caso de somatización muy ilustrativo:

SUICIDIO Y MENINGIOMA
Por Guillermo Fárber

¿Recuerdas al tipo asustado que confiesa: "Una vez me quise suicidar ¡y por poco me mato!"?

En octubre de 2001 me sacaron un tumor por fortuna benigno. Los benignos te pueden matar igual que los malignos, pero oficialmente éstos son malos y aquellos son buenos.

Durante estos nueve años nunca fui capaz de responder a la pregunta que yo me hacía, y a mí me hacían, sobre la causa del tumor. Hoy, gracias al doctor Rubén Poplawsky, por fin lo entendí. Y no porque él lo haya adivinado, sino porque yo lo descubrí súbitamente al estarle describiendo algún otro síntoma actual. Síntoma no muy conexo con aquel lejano problema, por cierto.

Desde que tengo uso de razón (es un decir) yo había leído enemil veces sobre el fenómeno de la "somatización". Pero era una noción vaga y general: las tensiones emocionales se descargan en los órganos más débiles de cada persona, y los enferman. El estrés se vuelve cirrosis, el enojo cáncer, la frustración artritis, la tristeza diabetes, el resentimiento lupus, etcétera.

La psicología le da de nalgadas a la fisiología, pues. Por eso la inteligencia emocional es tan importante, entiendo.

Así de pronto, en mitad de una charla con Rubén percibí esa causa, como en un relámpago. La verdad, también en esto me vi lento, como siempre. Pero bueno, mejor tarde que nunca.

La imagen me vino transparente. ¿Dónde estuvo el famoso meningioma benigno? En la tienda del cerebelo. ¿Y dónde está la tienda del cerebelo? En la base de la nuca. ¿Por qué, entonces, tenía que formarse ese tumor precisamente ahí y no en el páncreas o en el pulmón o en el codo?

Me retrotraigo otros añitos atrás de 2001. Durante largo tiempo experimenté periodos de profunda exasperación en las que coqueteaba irresponsablemente con la idea de suicidarme.

¿Suicidarme cómo? Como hacen los machos: con un pistoletazo en el paladar. Desde niño sé que el envenenamiento con pastillas es de viejas e indigno de hombres. ¿Ahorcarse? La imagen de alguien entrando en casa para encontrarse con un cuerpo colgando de una viga de la sala, me parece de pésimo gusto.

¿Dónde me quedé?

Ah, sí, en el disparo. ¿Por dónde saldría la bala? Ah, aquí reside el secreto. La bala entraría por el paladar, cortaría de tajo el sistema nervioso autónomo y saldría por... la tienda del cerebelo. ¿Y dónde se me formó el tumor? Justo ahí, por donde saldría la bala que no salió. Ahora sí tomaba consistencia el vago concepto de la somatización. No había habido herida, pero hubo cicatriz. Lo que mi cobardía no se atrevió a asumir, mis células lo hicieron.

Mira que era simple: otra versión, más bien vulgar, hay que reconocerlo, del quererse suicidar y casi morir en el intento.

CURAR

Veamos algunos ejemplos donde se establece una curación expresando las emociones que nos hace sentir lo que somatizamos.

Emociones congeladas

"Odio a la gente"
Paciente masculino, 52 años.

Se presenta a consulta enojado, con el ceño fruncido y cara de pocos amigos. Lo primero que me dice es: "Odio a la gente, odio a la vida, tengo mucho rencor hacia los que me han hecho algo, no sé perdonar y no olvido. Pero ahora ya no me dejo, si no me puedo desquitar con ellos, les rompo el parabrisas".

Su rostro era muy severo, adusto, tenso, lo que ocasionaba que no se antojara acercarse a platicar con él. Entonces yo le digo: "Cierre los puños abrazando el pulgar doblado con los dedos índice y medio, temblando, tensándose, estremeciéndose y repita lo que está sintiendo".

"Me molestas, me haces daño, me haces sentir inferior, un cero a la izquierda, me obligas a agredirte, etc." Él hizo esto durante un minuto, asombrosamente le fue cambiando la cara, se le fue aflojando la expresión como si se le estuvieran descongelando las emociones.

En ese momento, confieso que yo tenía miedo de que lo que "se le estaba saliendo" me entrara a mí, que era el que estaba más cerca. Por fortuna no fue así y aparentemente las emociones sólo se disolvieron dentro de él, quitándole los bloqueos.

Al día siguiente me dijo que se sentía bien y un mes después me llamó para preguntarme si podía tomar vitaminas y nuevamente me confirmó que emocionalmente estaba bien.

En este caso el paciente procesó sus emociones y esto permitió que se "descongelaran" y se restableciera la comunicación entre su cuerpo y su espíritu.

MIEDO AL DOLOR

"ME VA A DOLER"
Paciente femenino, 48 años.

Se queja de padecer estreñimiento desde chica. Dice que desde hace muchos años tiene que tomar laxantes muy fuertes para poder obrar. Recuerda que siempre le costó trabajo defecar y que muchas veces se lastimaba porque su excremento era duro y seco. Le daba miedo evacuar porque le podía doler.

Mi conclusión fue que el estreñimiento mismo era debido al miedo a que le doliera, lo cual hacía que mantuviera contraído el esfínter anal para evitar el dolor.

Le indiqué que antes de defecar tensara el esfínter anal y temblara por miedo a que le fuera a doler. Siguió las indicaciones y cuando se reportó me dijo que por primera vez, en los últimos treinta años, había podido obrar los pasados tres días, tres veces al día sin haber tomado ningún tipo de laxante.

Enfermar para ser curado

En un curso que tomamos con nuestro querido maestro, el doctor Proceso Sánchez Ortega, vimos a un niño de ocho años que tenía problemas en la escuela. Interrogamos a la mamá. Al día siguiente debíamos indicar qué medicamento le íbamos a dar. Conforme íbamos sugiriendo el posible remedio el maestro nos decía "Muy bien compañero". Cuando terminamos, nos asombró diciendo que el niño era incurable. "A menos que cambien su medio ambiente, incluyendo a la madre, no importa qué medicamento le den, éste no funcionará. La excepción sería que el niño se enfermara y entonces sí se abriría una oportunidad para poderlo curar". Le pregunté al maestro "¿Entonces, a veces habrá que enfermar al paciente para poder curarlo?" El me respondió: "Así me gusta, ¡preguntas con enjundia!"

A veces hay que enfermar para poder ser curado. ¿Paradójico?

> Nuestra mayor gloria no radica en
> nunca caer, sino en levantarnos
> cada vez que caemos
> Confucio (551-479 a.C.)

> Sólo cuando uno esté enfermo,
> podrá liberarse de esa enfermedad
> Lao Tsé (c. 604-531 a.C.)

Cuando tropezamos, nos caemos.
Pero es sólo cuando tomamos conciencia
del traspié, que podremos tomar
la mano del Señor, que por otro
lado, siempre ha estado ahí,
para ayudar a levantarnos

SALMOS 37:24

Hay que enfermar para curarse

GUILLERMO BORJA (1951-1995)

Tropezando se aprende a caminar

PROVERBIO BÚLGARO

En la enfermedad está
la semilla de la curación...

Como decía Séneca; "Del mal nace el bien".

EL ÁNIMO

El ánimo es la más sana medicina

Rey Salomón (c. 1011-931 a.C.)

Cuando se observan en una enfermedad
señales saludables, se debe hacerlas conocer
al enfermo con el objeto de establecer en
su espíritu la calma
y la confianza que contribuyen
con tanta fuerza a los efectos de
los remedios y a su curación

A. J. Landré-Beauvais (1772-1840)

Métodos de curación

Existen muchos métodos o sistemas para curar. Cada uno
tiene su punto de vista acerca de la enfermedad. Algunos
luchan contra los síntomas, otros tratan de imitarlos; unos
dicen manejar la energía bloqueada y cada uno afirma que
ésa es la única y verdadera manera de curar.

¿Quién decide cuando los médicos
no están de acuerdo?

Alexander Pope (1688-1744)

En igualdad de condiciones, la solución
más sencilla es la correcta

GUILLERMO DE OCKHAM (1290-1349)

Todo deberá hacerse tan simple como sea
posible, pero no más simple

ALBERT EINSTEIN (1879-1955)

Los científicos deben emplear los medios
más simples para llegar a sus resultados

ERNST MACH (1838-1916)

Un problema no puede ser resuelto
en el mismo nivel mental
en que fue creado

ALBERT EINSTEIN (1879-1955)

Por encima de cualquier sistema
o método de curación,
existen leyes que lo rigen...

Las leyes

Es muy importante reconocer que, enfermos o sanos, estamos sujetos a leyes y debemos respetarlas.

Todas las leyes humanas
se alimentan de la ley divina
HERÁCLITO (535-484 A.C.)

La naturaleza tiene siempre
más fuerza que educación
VOLTAIRE (1694-1778)

En la naturaleza no hay nada superfluo
AVERROES (1126-1198)

A la naturaleza no se le vence
sino obedeciéndola
FRANCIS BACON (1561-1626)

El hombre discute, la naturaleza actúa

Voltaire (1694-1778)

Dios y la naturaleza
no hacen nada en vano

Aristóteles (384-322 a.C.)

La naturaleza opera
por el camino más corto posible

Aristóteles (384-322 a.C.)

La naturaleza nunca rompe
sus propias leyes

Leonardo da Vinci (1542-1519)

Por sus frutos los conoceréis

Mateo 7:16

Newton buscó acercarse al Creador estudiando su obra y descubrió así las leyes que rigen a la naturaleza. En 1687 publicó el libro *Philosophiae Naturalis Principia Matemática* (Principios Matemáticos de la Filosofía Natural) en el cual describe los axiomas o leyes del movimiento. Un axioma es una "Proposición evidente no susceptible de demostración sobre la cual se funda una ciencia".

Demostró que las leyes naturales que gobiernan el movimiento en la Tierra y las que gobiernan el movimiento de los cuerpos celestes, son las mismas.

Como es arriba es abajo
y como es abajo es arriba
Ley de correspondencia

EL KYBALIÓN

También se podría sustituir "arriba" por "adentro" y "abajo" por "afuera".

Ley de acción y reacción

A toda acción siempre se le opone
una reacción igual

ISAAC NEWTON (1643-1727)

También se le conoce como la tercera ley del movimiento y como la ley de causa y efecto.
Esta ley resulta fundamental al aplicarse a la medicina.

Curar en la acción es actuar conforme nos dicta la lógica, quitando los síntomas, neutralizándolos, destruyéndolos, bloqueando sus mecanismos de acción, etcétera, pero en la reacción regresan.

Curar en la reacción es recibir los síntomas en la acción para que cumplan su propósito y en la reacción se quiten.

Curar en la inacción estaría en el punto medio entre la acción y la reacción y queda fuera del alcance de esta obra. Sería recibir a la enfermedad, sin juzgar, con la confianza absoluta de que es el camino para la curación. Se requiere confiar, recibir y esperar (difícil).

Ejemplos de curación

Acidez

Curar en la acción sería tomar un antiácido que neutralice la acidez o un bloqueador de membrana de las células parietales del estómago para evitar que se produzca el ácido. De cualquier manera, al pasar el efecto del medicamento, regresa la acidez (reacción) y tendremos que repetir la dosis.

> Bajo este paradigma, el medicamento no está curando la acidez sino solamente la controla, ya que no ataca la causa sino el efecto.

Curar en la reacción significaría realmente tomar algo que produzca una acidez semejante a la que tenemos; siguiendo el ejemplo, tomaríamos el jugo de tres limones en un poco de agua. La lógica diría "estás loco, si ya tienes acidez al tomar el jugo de los limones, la acidez que provoca se suma a la que ya tienes y te mueres". Sin embargo, la ley no dice que se sume nada, la ley dice que para toda acción siempre hay una reacción igual. En la acción tomamos el jugo de limón que produce acidez y en la reacción se quita. Por ilógico que suene, ¡funciona! ya que se debe a una ley natural.

Insomnio

Curar en la acción: Trato de tener la mente en blanco y me siguen llegando pensamientos que me impiden dormir.

Curar en la reacción: Trato de tener más pensamientos y me dejan de llegar.

Tensión en el cuello

Curar en la acción: Trato de aflojar el cuello moviendo la cabeza hacia arriba y abajo, hacia ambos lados. Después de un corto alivio, viene la reacción y el cuello vuelve a estar tenso.

Curar en la reacción: En la acción lo que se hace es tensar el cuello para que, en la reacción, al soltar la tensión se relaje.

Ruido abdominal

Curar en la acción: Trato de que el ruido desaparezca y éste continúa.

Curar en la reacción: Al tratar de que el ruido permanezca y aumente, éste desaparece.

Otros ejemplos

Samuel Hahnemann, creador del método homeopático, en el Organon de la medicina (§65) ejemplifica esto con casos que podemos observar en la naturaleza:

- Una persona acalorada por un ejercicio violento (acción primaria), después sufre de frialdad y escalofrío (acción secundaria).

- Uno que ayer se acaloró tomando mucho vino (acción primaria), hoy se siente demasiado frío ante todo soplo de aire (reacción orgánica, acción secundaria).

- Al uso del café fuerte sigue excesiva alegría (acción primaria), pero después queda por mucho tiempo pereza y somnolencia (acción contraria, acción secundaria), si ésta no es combatida otra vez, por corto tiempo, ingiriendo nuevas cantidades de café (paliativo).

- Después del sueño profundo, estupefaciente producido por el opio (acción primaria), la noche siguiente se estará tanto más sin dormir (acción contraria, acción secundaria).

- Después de la constipación producida por el opio (acción primaria), sobreviene diarrea (acción secundaria).

- Después de purgantes que irritan los intestinos (acción primaria), sobreviene constipación que dura varios días (acción secundaria).

De la misma manera sucede siempre. Después de la acción primaria de un medicamento que a grandes dosis produce un cambio profundo en una persona sana, sigue un estado exactamente opuesto producido en la acción secundaria de nuestra fuerza vital.

Fiebre

El cuerpo humano es una maravilla de organización. Es bueno saber observar sus mecanismos de defensa, como es el caso de la fiebre, para utilizarlos y optimizarlos, en lugar de solo suprimirlos

CHRISTIAN M. SCHOLTÈS

Si se toma medicamento
para bajar la fiebre,
la enfermedad dura más tiempo,
se complica más frecuentemente
y tiende a ser contagiosa por más tiempo

CLAUDINE ESCOFFIER-LAMBIOTTE (1923-1996)

En estos tiempos de pandemia viral, conviene reflexionar sobre la pertinencia de respetar la fiebre como una defensa natural

CHRISTIAN M. SCHOLTÈS

La excepción serían los niños pequeños en los que se debe hacer control de fiebre con medios físicos, ya que el 5 por ciento puede presentar convulsiones con fiebre por arriba de 38.5 °C

Una mano sumergida en agua caliente al
principio está mucho más caliente que
la otra que no ha sido tratada de
este modo (acción primaria);
pero cuando se le saca del agua caliente
y queda completamente seca otra vez,
se pone en poco tiempo fría y más tarde
mucho más fría que la otra
(acción secundaria o reacción)

Samuel Hahnemann
Organon § 65

Entonces para bajar la fiebre, por medios físicos, se puede colocar en la frente una compresa caliente manteniéndola por un momento. Entonces la frente se pondrá más caliente pero al quitar la compresa viene la reacción y se enfría. Esto puede repetirse cuantas veces sea necesario.

La lógica nos dicta poner compresas frías para bajar la fiebre. Mientras tenemos la compresa fría, efectivamente la frente está más fría, lo cual nos hace creer que estamos bajando la fiebre. Pero lo que logramos en la reacción, es el efecto contrario, o sea sube la temperatura.

Un brazo que ha estado largo tiempo
metido en agua muy fría está al principio
mucho más pálido y más frío que el otro
(acción primaria); quitado del agua fría y
secado, se pone después no sólo más
caliente que el otro, sino aun ardiente, rojo
e inflamado (acción secundaria, acción
contraria de la fuerza vital)

SAMUEL HAHNEMANN (1755-1843)
ORGANON § 65

Si tenemos los pies fríos, nos podemos frotar un hielo o poner compresas frías y al secarlos, en la reacción, se pondrán calientes. Si estamos en la nieve y se nos está congelando un miembro, nos frotamos con nieve.

¡Extraño y paradójico! ¿No?

La fiebre no debe ser eliminada,
solamente controlada

ISAAC SHUBICH (1939-)

Conviene respetar la fiebre
como una defensa natural

ANDRE LWOFF (1902-1998)

Un experimento impactante[*]

Lwoff tomó tres lotes de ratones a los que había inyectado el virus de la influenza.

- Al primero le dejó la fiebre de 39 °C (hipertermia), resultando un 2 % de mortalidad.

- Al segundo le bajó la fiebre a 37 °C (temperatura normal), resultando un 50 % de mortalidad.

- Al tercer lote lo llevó a 35 °C (hipotermia), resultando un 98 % de mortalidad.

Este experimento, impresionante e impactante, fue confirmado después en Estados Unidos con la rinitis viral.

Yerushalmi, A. y Lwoff, A., publicaron en:
Comptes rendus des séances de l'Académie des sciences.
Série D, Sciences naturelles 1980;291(12):957-9.

> *Treatment of infectious coryza and persistent allergic rhinitis with thermotherapy* (Tratamiento de catarros infecciosos y rinitis alérgicas persistentes mediante termoterapia).

---

*Tomado de: "¿Y si fuera contraproducente ?",
Christian M. Scholtès, en Reforma, 7 de Mayo de 2009.

Hipertermia local- Al insuflar aire húmedo caliente, a 43 °C, en las vías aéreas superiores, cada 2-3 horas, tres sesiones de 30 min - se cura un alto porcentaje de coriza infecciosa y ejerce un efecto benéfico prolongado en una fracción importante de las rinitis alérgicas persistentes.

Esto nos muestra que al recibir la temperatura elevada nos beneficia y puede ayudar a la curación.

Curar en la acción

Objetivo: Eliminar los síntomas en la acción.

Si se conoce la causa,
emplear el contrario

HIPÓCRATES (460-377 A.C.)

Un ejemplo, que se centra en curar en la acción, es la Alopatía, término acuñado por Samuel Hahnemann que proviene de las raíces griegas, αλλος (*alos*) [otro, distinto] y παθος (*pathos*) [sufrimiento], y significa curar con algo que produce síntomas diferentes al padecimiento.

La excepción a esto, serían las vacunas y los medicamentos que curan por efecto paradójico.

Sus estrategias son:

- Neutralizar los síntomas
- Bloquear el mecanismo de acción
- Destruir al agente causal

- Modificar la carga genética
- Etcétera…

Como ejemplo de neutralizar los síntomas:

Acidez-antiácidos, depresión-antidepresivos, dolor-antiálgicos, fiebre-antipiréticos, vómito-antieméticos, etcétera.

Para destruir al agente causal:

Hongos-antimicóticos, bacterias-antibióticos, virus-antivirales, etcétera.

¡Declaro la guerra a la enfermedad!

La lógica nos dice que luchemos contra la enfermedad, olvidando que el campo de batalla está dentro de nosotros.

Me opongo a la violencia,
cuando parece que logra el bien,
ese bien es transitorio pero el mal
que provoca es permanente

MAHATMA GANDHI (1869-1948)

Muchos hombres mueren de sus remedios
y no de sus enfermedades

MOLIERE (1622-1673)

El tratamiento puede quitar
una forma de dolor y enfermedad,
pero la causa permanece y
no faltarán los efectos

ANÓNIMO

Curar en la reacción

Objetivo: Recibir los síntomas en la acción, para que cumplan su propósito y se vayan en la reacción.

Si se desconoce la causa,
emplear el semejante

HIPÓCRATES (C. 460-377 A.C.)

LA HOMEOPATÍA

Es un método que cura en la reacción.

Cubriré los aspectos pertinentes, para el alcance de esta obra, como son: prevenir los síntomas, recibir los síntomas para que cumplan su propósito y curar el pasado, siempre respetando el sentido de la naturaleza.

El descubridor de la homeopatía y creador del método homeopático fue Samuel Hahnemann (1755-1843). El término homeopatía, acuñado por él, con las raíces griegas, ομοιος (*homoios*) [semejante] y παθος (*pathos*) [sufrimiento], implica un tratamiento con algo que sea capaz de producir síntomas y signos semejantes a los del padecimiento que deseamos curar.

> La misión del médico, su única misión,
> es la de restablecer la salud del enfermo,
> aquello que se llama curar
>
> SAMUEL HAHNEMANN (1755-1843)
> ORGANON §1

> La curación ideal consiste en
> restituir la salud de manera rápida,
> suave y permanente
>
> SAMUEL HAHNEMANN (1755-1843)
> ORGANON §2

Lo cual nos recuerda el aforismo hipocrático:

PRIMUM NON NOCERE
Lo primero es no dañar

HIPÓCRATES (460-377 A.C.)

El Creador de la vida muestra,
a los sentidos del médico,
lo que se necesita para conocer
la enfermedad y curarla

SAMUEL HAHNEMANN (1755-1843)
ORGANON §12 (NOTA A)

Cuerpo de doctrina

El cuerpo de doctrina del método homeopático se basa en los siguientes pilares o principios fundamentales:

- La naturaleza cura

- Ley de los semejantes
- Experimentación pura

- Energía y fuerza vital
- Dosis mínima

- Individualidad del enfermo
- Individualidad del medicamento

- Enfermedades crónicas

Podríamos incluir también a la:

- Ley de curación

Veamos primero la exhortación de Hahnemann:
Aude sapere
Atrévete a saber

Samuel Hahnemann, en su obra *El organon de la medicina*, expone el método para el estudio científico y filosófico de la medicina. Describe los principios homeopáticos y pone este epígrafe, exhortando a los médicos a que se atrevan a usar su propio entendimiento.

Kant emplea esas mismas palabras:
¡Sapere aude! ¡Ten el valor de servirte de tu propia razón!

Según Kant, el objetivo de la Ilustración es:
"La liberación del hombre de su culpable incapacidad. La incapacidad significa la imposibilidad de servirse de su inteligencia sin la guía de otro. Esta incapacidad es culpable porque su causa no reside en la falta de inteligencia sino de decisión y valor para servirse por sí mismo de ella sin la tutela de otro. ¡Sapere aude!

¡Ten el valor de servirte de tu propia razón!:
he aquí el lema de la ilustración".*

---

*¿Qué es la Ilustración?, Kant (1784).

La naturaleza cura

NATURA MORBORUM MEDICATRIX
La naturaleza cura las enfermedades

VIS MEDICATRIX NATURA
La fuerza curativa de la naturaleza

No los remedios, sino la naturaleza
es la que cura, consistiendo
la virtud de aquéllos
en ayudar a ésta

HIPÓCRATES (460-377 A.C.)

La terapéutica debe ayudar
a la fuerza regeneratriz
de la naturaleza

HIPÓCRATES (460-377 A.C.)

Tus fuerzas naturales,
las que están dentro de ti, serán
las que curarán tus enfermedades

HIPÓCRATES (460-377 A.C.)

El médico debe ser el auxiliar
de la naturaleza, no su enemigo

Paracelso (1493-1541)

El médico es el hombre que se mantiene a la
cabecera del enfermo hasta que la medicina
lo mate o la naturaleza lo cure

Molière (1622-1673)

Ley de los semejantes

SIMILIA SIMILIBUS CURANTUR
Lo semejante se cura con lo semejante

Esta ley viene a ser un corolario de la ley de acción y reacción, o sea que para curar en la reacción, tengo que recibir en la acción algo que produzca síntomas semejantes a los míos.

Al recibir el medicamento estoy recibiendo mis síntomas confiando en que me los mandaron con un propósito. Sigo a la naturaleza.

Si estamos hechos a imagen y semejanza de Dios, nuestra verdadera naturaleza es divina.

…amarás a tu semejante como a ti mismo

Levítico 19:18

Los semejantes se unen voluntaria
y naturalmente con los semejantes

CICERÓN (106-43 A.C.)

Recordar es el mejor modo de olvidar

SIGMUND FREUD (1856-1939)

Si te resistes, persiste

CARL JUNG (1875-1961)

Podríamos deducir, de acuerdo con esta ley, que si yo tomo un veneno y a continuación tomo otro más fuerte, se anularía el efecto del primero. Por el peligro que implica no les recomiendo comprobarlo. El principio anterior sería también aplicable a situaciones emocionales.

Maimónides fue el autor del Tratado de los venenos, obra ampliamente reconocida en su época.

En *Érase una vez... Maimónides* de Alexander Tamar (1988), encontramos que los médicos de aquel tiempo sabían de una pasmosa cualidad de las que gozan los venenos mortales, a saber:

Todo veneno, más potente y fuerte
que otro, lo anula,
impidiendo que
el primero haga su efecto

MAIMÓNIDES (1135-1204)

Por ejemplo, un hombre al que hayan hecho ingerir un veneno mortal de grado tres y vaya a morir, si se le administra un veneno más potente, de grado dos o también de grado uno, éste anula el peligro del veneno de grado inferior, salvando de la muerte al que lo haya tomado. Y aunque este veneno superior, tomado aisladamente, produzca a quien lo tome una muerte instantánea, en estos casos, puesto que antes le ha precedido otro veneno mortal, el más fuerte tomado a continuación se convierte en un antídoto, anulando el efecto del primero.

El sabio sultán Saladino (1138-1193) pidió a su médico principal, Maimónides, que le llevara el veneno más fuerte que hubiera en el mundo para guardarlo con él, y así, si alguna vez sucedía que sus enemigos quisieran envenenarlo, a él o a alguien de su casa, tendría ya preparado y a mano ése más potente por encima del cual no hay otro más fuerte y con él quedaría anulado el efecto del primero, evitándose la muerte de quien lo hubiera ingerido.

En homeopatía

Hahnemann, mediante las diluciones, quitó el peligro del envenenamiento, ya que por la preparación del medicamento se elimina la parte tóxica de la acción pero se sigue manteniendo la reacción curativa.

Rinitis alérgica

Me lloran los ojos, tengo mucho moco y estornudos. Tomaré algo que también produzca que me lloren los ojos, mucho moco y estornudos. Tomo Allium cepa (cebolla morada), que produce síntomas semejantes, recibiendo y dejando ir así los síntomas de la alergia.

Estamos viendo que "lo semejante se cura con lo semejante"; como la cebolla morada produce síntomas semejantes a los que estoy padeciendo, al tomarla en la acción curará los síntomas semejantes en la reacción.

En psicología

Más de lo mismo

La idea de "prescribir el síntoma" corresponde al "más de lo mismo" de Paul Watzlawick. Este autor, en su libro Cambio, habla de que cuando queremos solucionar un problema, el sentido común nos dice que la manera de contrarrestar un hecho doloroso sería introducir su contrario en la situación.

Pone de ejemplo que si una persona está deprimida, lo que hacen sus amigos o familiares es tratar de animarla, hacerla que vea las cosas con optimismo, pero no pueden ver que con esto le exigen al paciente o a la persona deprimida que no acepte su tristeza. Entonces la persona deprimida se siente fracasada o rechazada al no lograr lo que le piden y, lo que hubiera sido una tristeza pasajera, se vuelve una manifestación crónica de depresión. Menciona además, que el modo de efectuar un cambio parece que va en contra del sentido común. Es interesante que en su libro El lenguaje del cambio empiece el prólogo con la frase "Similia Similibus Curantur" - uno de los principios de la homeopatía - que significa: lo semejante se cura con lo semejante. Lo que nos está diciendo es que si una persona tiene un problema hay que curarlo con lo similar en lugar de lo contrario.

Intención paradójica

> Paradoja es una expresión
> o situación que parece absurda,
> y sin embargo es razonable

Viktor Frankl, en su libro El hombre en busca de sentido, dice que en la intención paradójica se invita al paciente a que trate de hacer no sólo lo que tiene miedo de que ocurra, sino que lo exagere aunque sea sólo por un momento. La idea es reemplazar el temor por un deseo paradójico. Por ejemplo, si tengo miedo a que me dé un ataque de pánico, me da, pero si deseo que me dé, es irónico pero ya no me da.

Cuando le comenté al doctor Flores Toledo mis intenciones de estudiar homeopatía, él aplicó la intención paradójica diciéndome sabiamente que estaba mejor si permanecía como ingeniero y que me recomendaba no hacerlo. Su estrategia funcionó y ustedes ya saben el resultado.

En la Biblia

Éxodo 15:22-25

Primero anduvieron tres días por el desierto y no hallaron agua. Posteriormente al llegar a Marah encontraron agua, pero era amarga y no pudieron beber de ella. El pueblo se inquietó y preguntó a Moisés: "¿Qué beberemos?"

...Moisés le clamó a Dios y Él le mostró un árbol; echó este árbol al agua y el agua se volvió dulce.

De acuerdo con Nahmánides, "El árbol era amargo y esto en sí era un milagro dentro de otro milagro". Mechlita, Beshalaj.

¡Lo amargo quita lo amargo!

Esto nos confirma la ley de los semejantes.

EXPERIMENTACIÓN PURA

Para prescribir un medicamento, de acuerdo con la ley de los semejantes, se requiere saber qué síntomas produce dicho medicamento en el hombre sano, siendo éstos los que curará en el enfermo. Esto se logra mediante la experimentación en personas y no en ratones, siguiendo todas las normas de una experimentación, a doble ciego, etcétera. Los síntomas mentales y físicos que los medicamentos producen, llamados patogenesias, quedan registrados en la Materia Médica Pura.

Se experimenta en el hombre sano porque es menos sensible que el enfermo y los síntomas aparecen más nítidamente.

En la Materia Médica quedan registrados los síntomas de los medicamentos y tiene como fuentes la Materia Médica Pura, la Toxicología en el caso de venenos y la Comprobación Clínica de curaciones.

Un Repertorio es una base de datos que se encuentra ordenada por síntoma y dentro de cada síntoma el conjunto de medicamentos que lo producen o son capaces de curarlo.

Dosis mínima

Se refiere a la dosis mínima necesaria, que se da en la acción, que nos permite recibir el medicamento y es capaz de activar la reacción.

Si la sustancia que es capaz de producir nuestros síntomas fuese un veneno, tendríamos que diluirla y agitarla de tal manera que en la acción no nos agrave o nos mate.

A lo largo de los años Hahnemann fue dinamizando los medicamentos, para evitar una agravación, y observó que, a pesar de la dilución, éstos seguían actuando. Fue cuando dedujo que el medicamento, que se había vuelto inmaterial por tanta dilución, estaría actuando en algo también inmaterial en nosotros, que él llamó energía vital.

Cuando la mamá de algún pacientito nuevo me habla preocupada porque su hijito se tomó todos los glóbulos de un frasco, le comento que no se preocupe, el medicamento ya está tan diluido que la cantidad de glóbulos se vuelve irrelevante. Es lo mismo tomarse todo el frasco que un solo glóbulo. Lo importante ahora es la frecuencia de las tomas.

Energía y fuerza vital

Esta energía, sobre la cual actúa el medicamento inmaterial, *anima* al cuerpo material y lo comunica con el Espíritu, permitiéndonos así alcanzar los altos fines de nuestra existencia.

La energía vital anima al cuerpo material
para que el espíritu, dotado de razón,
que radica en nosotros, alcance los
altos fines de su existencia

Samuel Hahnemann (1755-1843)
Organon § 9

La misión del médico es restablecer la comunicación entre el cuerpo y el espíritu; la nuestra es mantenerla.

Nuestra fuerza vital,
por ser energía de índole espiritual,
no puede ser agredida ni afectada
como no sea en un modo
también espiritual

Samuel Hahnemann (1755-1843)
Organon §16

Solamente la energía vital afectada produce
la enfermedad y ésta expresa
todo el cambio interno

Samuel Hahnemann (1755-1843)
Organon §12

Individualidad del enfermo

Cada persona cursa sus enfermedades de manera particular y diferente y reacciona de manera distinta a un medicamento. No podemos generalizar y por lo tanto no hay remedios universales.

El maestro Proceso Sánchez Ortega citaba a Jean Paul Tessier diciendo:

> Cada individuo padece según su especie,
> y dentro de su especie según su naturaleza
> propia
>
> JEAN PAUL TESSIER (1810-1862)

La diátesis (del griego $\delta\iota\alpha\theta\epsilon\sigma\iota\varsigma$ = arreglo, disposición) es la predisposición orgánica, congénita o adquirida, a padecer una enfermedad. También podemos definirla como la tendencia a sufrir una enfermedad, cuando se rompe el equilibrio, en un organismo previamente predispuesto.

En el caso de las enfermedades mentales se plantea un modelo etiológico, en el cual se añade un acontecimiento estresante a la predisposición. O sea que cada individuo se enferma según su propia naturaleza y también influyen la cultura, el clima, las costumbres del lugar, el estrato social, etcétera.

Individualidad del medicamento

Javier Barros-St.Pasteur en Homeopatía. Medicina del Terreno nos dice:

"La individualidad es una ley natural, ya que todo lo que existe posee características propias que lo individualizan y permiten separarlo de todo lo demás...".

Cada medicamento actúa de un modo diferente en cada individuo. No podemos predecir los síntomas que producirá un medicamento. Los síntomas que produce, en diferentes individuos, se registran en la Experimentación Pura.

Proceso Sánchez Ortega en Introducción a la Medicina Homeopática, Teoría y Técnica nos dice:

"La individualidad medicamentosa se establece en virtud de las peculiaridades de los síntomas y de las modulaciones de esos síntomas que constituyen así la base más precisa de éxito y la seguridad en el conocimiento del fármaco".

Siempre existirá el binomio
enfermo-medicamento…

Enfermedades crónicas

"Hahnemann observó que cuando daba un medicamento en un caso agudo, los síntomas regresaban. Llegó a deducir, después de muchos años de trabajo y observación clínica, que los pacientes volvían a enfermarse y que esto tenía una base crónica, producto de las predisposiciones heredadas, no sólo de la familia, sino de la humanidad misma. A estas predisposiciones las llamó miasmas". (Homeopatía de México, 1964).

Miasma quiere decir emanación pútrida de los pantanos, que es a lo que atribuían, en aquella época, ser causa de las enfermedades.

Proceso Sánchez Ortega, en su magnifico libro *Apuntes sobre los miasmas o enfermedades crónicas de Hahnemann* menciona que:

"Hahnemann dedujo que las predisposiciones corresponden a las únicas formas posibles de padecer en la naturaleza, a saber, por carencia, por exceso o por destrucción, que son las características básicas de la psora, la sycosis y la syphilis, respectivamente".

El médico homeópata separa los síntomas del paciente, de acuerdo con su clasificación miasmática y prescribe el medicamento considerando el miasma predominante. Esto le permite controlar cómo extraer del pasado los síntomas que han sido reprimidos y así evitar o reducir las agravaciones durante el tratamiento de las enfermedades crónicas.

LEY DE CURACIÓN

Al establecerse la curación,
ésta se lleva a cabo
de arriba a abajo,
de adentro a afuera,
de los órganos más importantes
a los menos importantes y
de lo más reciente a lo más antiguo

CONSTANTINO HERING (1800-1880)

Al orden de la cola de síntomas se le llama LIFO (*Last In, First Out*), el último síntoma guardado es el primero en reaparecer para poder ser curado.

Así los últimos serán los primeros,
y el primero último:
pues muchos serán llamados,
pero pocos serán elegidos

MATEO 20:16

Todos los síntomas del pasado, que reaparecen en el presente, nos permiten procesar las emociones que se reprimieron originalmente.

Curar el pasado

> Nuestro cuerpo representa hoy
> lo que reprimimos ayer….

Cuando se rompe la comunicación entre el cuerpo y el espíritu, al no expresar congruentemente lo que sentimos, entonces lo somatizamos para poder restablecer esa comunicación.

Cuando, después de somatizar, reprimimos nuevamente las emociones que nos genera lo que somatizamos, esas emociones reprimidas se guardan en un "costal" que venimos cargando, que forma nuestro pasado y que cada vez nos pesa más.

Ese "costal" es algo semejante a la sombra que menciona Carl Jung, que es el lugar donde se almacenan las emociones no expresadas positivas y negativas, lo cual es un tesoro de recursos para permitirnos alcanzar nuestra misión.

Al establecerse la ley de curación, veremos que reaparecen los síntomas que fueron suprimidos, de los más recientes a los más antiguos, de arriba a abajo, de lo interior a lo exterior, de los órganos más importantes a los menos importantes, dándonos así la oportunidad, ya en el presente, de procesar las emociones que habían sido reprimidas.

La sombra del pasado influye
en el presente...

Lo que está en la sombra, que sigue ocupando energía, es nuestro pasado, son nuestros miasmas y también es nuestra promesa de curación.

Lo pasado ha huido y lo que esperas está
ausente pero el presente es tuyo

PROVERBIO ÁRABE

Recuerda el pasado sólo si vas a
construir a partir de él

DOMENICO CIERI ESTRADA (1954-)

Podemos olvidar el pasado,
pero el pasado nunca
nos olvida...

Solamente podemos curar nuestro pasado; el futuro es un pensamiento y el presente es este instante.

Usamos el presente para procesar
el pasado y crear el futuro...

Mediante el tratamiento homeopático recibimos los síntomas, estableciendo así la ley de curación, al traer el pasado al presente para poder ser curado.

Elección del remedio

Para poder elegir el remedio se pueden emplear muchas técnicas, pero de cualquier manera que se haga no debemos olvidar que el propósito es recibir los síntomas.

Una manera de encontrar el medicamento más semejante es mediante un repertorio, o sea un libro o una base de datos indexada, donde cada síntoma es un conjunto de medicamentos que lo produce.

Escogemos nuestros síntomas y al hacer la intersección de esos conjuntos, manualmente o por computadora, nos da la frecuencia con que los medicamentos aparecen en esos síntomas.

¡Parece más difícil de lo que es!

Como dato curioso, existen también respuestas corporales a la energía del medicamento, las cuales se pueden apreciar directamente sin necesidad de recurrir a un aparato.

Dilatación de pupilas

Al acercarnos a un medicamento homeopático existen respuestas de nuestro organismo. Si el remedio es el indicado, se dilatan las pupilas.

Tensión muscular

A través de pruebas de tensión muscular (kinesiología aplicada) podemos probar si un medicamento va a servir o no.

Cuando se recurre a algún aparato, para elegir el medicamento, recordemos que, más importante que el aparato, es el que lo maneja.

Casos

AMIGDALITIS AGUDA BACTERIANA

Esta es una de las principales razones por la que las madres recurren a la homeopatía buscando para sus hijos un tratamiento donde no se requiera usar tantos antibióticos

Como ya sabemos, en alopatía emplearíamos un antibiótico para matar a la bacteria, y para el control del malestar general y de la fiebre prescribiríamos algún otro medicamento.

La bacteria es como un mensajero que nos trae los síntomas que son el efecto de la enfermedad pero no la causa.

No mates al mensajero

FRASE POPULAR

No estamos enfermos por tener a la bacteria, sino que tenemos a la bacteria porque estamos enfermos.

Con el enfoque homeopático tomo un medicamento que es capaz de producir síntomas semejantes a los míos (fiebre, amígdalas inflamadas con puntos blancos, malestar general, etc.) incluyendo los síntomas mentales, para así recibirlos en la acción y permitirles que cumplan su propósito para que se puedan ir en la reacción. Observamos que no se requirió matar a la bacteria.

Inflamación aguda de parótidas

Corresponde al primer caso que presenté en la sección de somatización. Además de confirmar la relación mente-cuerpo, nos dice cuándo y dónde se manifiesta.

Todo se inicia con la consulta de un paciente, masculino de 37 años, entrenador de futbol, que me dijo estar preocupado porque amaneció con el cuello hinchado (como si tuviera paperas). Le pregunté:

—¿A qué atribuyes lo que te pasa?

Me refirió que el día anterior había estado en un partido de futbol y que por primera vez, en los veinte años que llevaba en ese deporte, no gritó durante un juego. Su percepción del problema me pareció maravillosa.
Reprimió sus gritos y se le hinchó el cuello...

—¿Por qué no gritaste?

—Hace cinco días estábamos en un torneo y durante un partido, un jugador del otro equipo cometió una falta y el árbitro no la marcó. Posteriormente un jugador de mi equipo cometió la misma falta y el árbitro ahora sí la marcó. Salí al campo, con los puños cerrados, siguiendo al árbitro reclamándole con vehemencia la injusticia cometida y pidiéndole que fuera parejo con los dos equipos.

El árbitro, quizá sintiendo amenazada su autoridad e integridad, le sacó una tarjeta roja y lo expulsó.

Entonces respondió a mi pregunta diciéndome que en el último partido no gritó, por temor a volver a ser expulsado ya que esto podría redundar en malas notas para su equipo.

Resumiendo:

—¿Por qué cree que pasó?

—Ayer, por primera vez en 20 años, no grité durante un partido de futbol.

—¿Pasó algo importante antes?

—Hace cinco días fui expulsado, injustamente, de un partido.

• Síntomas considerados

1. Hinchazón de parótidas
2. Ansiedad por el futuro
3. Culpa a otros
4. Indignación
5. Se siente insultado

• Medicamentos resultantes

5/5 *Staphisagria*
4/5 *Arsenicum album*
4/5 *Aurum metallicum*
4/5 Chamomilla
4/5 China *officinalis*

4/5 *Cocculus indicus*

4/5 *Ignatia*

4/5 *Nux vomica*

4/5 *Rhus toxicodendron*

3/5 *Aconitum napellus*

Cada síntoma es un conjunto de medicamentos capaces de producirlo. La intersección de esos conjuntos nos proporciona la frecuencia de aparición de cada medicamento en los síntomas y así obtenemos el medicamento más semejante al padecimiento del paciente.

La causa original del conflicto fue un coraje reprimido. El único medicamento que está en todos los síntomas y tiene muy marcado el de coraje reprimido es Staphisagria, el cual receté y al día siguiente el paciente se encontraba perfectamente ya sin la hinchazón de parótidas.

Otra alternativa, para que el paciente recibiera sus síntomas, era recetarle que gritara por dos horas pero eso habría sido paliativo ya que el no haber gritado, no era la causa original del problema.

POSESIÓN Y EXORCISMO

Niña de 3 años que presenta crisis repentinas, "como si estuviera poseída".

Durante las crisis, la pequeña no deja que la toquen, grita, blasfema, está desafiante, y pareciera que algo la controlara.

Después de buscar infructuosamente lo que le provocaba las crisis, sus padres la llevaron a una clínica de alergias en Estados Unidos donde, para buscar la causa, probaron con los alimentos que ella acostumbraba comer, pero no apareció la crisis.

La mamá mencionó que su hija no comía muy bien y que, para completarle sus alimentos, y evitar que se desnutriera, le daba varios tipos de nueces.

Probaron con la nuez de Castilla, almendras, avellanas, y tampoco pasó nada. Cuando probaron la nuez de la India le vino la crisis en todo su apogeo.

• Síntomas considerados

1. Comportamiento absurdo
2. Caótico
3. Maldiciendo, blasfemando
4. Desafiante

• Medicamentos resultantes

4/4 *Anacardium orientale*
3/4 *Arsenicum album*
3/4 Belladonna
3/4 *Nux vomica*
2/4 *Aconitum napellus*
2/4 *Agaricus muscarius*
2/4 *Ammonium carbonicum*
2/4 *Bovista*
2/4 *Cantharis*

Anacardium orientale aparece en todos los síntomas, es decir, es capaz de producirlos. De pura "casualidad" resulta que es el nombre en latín de la nuez de la India. Cuando esta niña estaba en crisis por haber comido un poco de nuez de la India, se ponía agresiva, decía groserías y no dejaba que la tocaran. En plena crisis, al darle un glóbulo de *Anacardium orientale* en unos pocos segundos, al estarse disolviendo el medicamento en su boca, parecería como si le hubieran hecho un exorcismo y volvía a ser la niña dulce que normalmente era.

Muchos nos podemos comer un kilo de nuez de la India y no nos pasa nada (excepto engordar).

Parece que ella carecía de la barrera para evitar ser "poseída" por el espíritu de la nuez de la India.

> A fines del siglo XIX y principios del XX se presentaba en los hospitales gente a la que llamaban "histéricas" y pareciera que no tenían las barreras naturales para evitar que les entrara el "espíritu" de las cosas.
>
> A una de estas personas le acercaban una planta de opio dentro de una bolsa de papel opaco, y a distancia, sin entrar en contacto con la planta y sin verla, la persona se quedaba dormida.

EL ESPÍRITU DEL VINO

Me mostraron algo que, por la fuente, me sorprendió mucho, y quiero compartirlo con ustedes. Se encuentra dentro de la Biblia Oral, que fue transmitida hace más de 3 320 años. Es un capítulo sobre el divorcio ("Masejet Gittin"):

> "Cuando una persona toma vino nuevo, es poseída por el espíritu del vino, llamado Kurdiakos. Si esa persona, ya poseída, pide que la divorcien, dicen los sabios,

110

no le hagan caso ya que en ese momento no tiene el control sobre sí misma y no es ella la que habla".

Nos dan el nombre del espíritu porque era requerido para hacer un amuleto que permitiera exorcizarlo. Es interesante notar que se reconoce que el vino tiene un espíritu y que ese espíritu nos puede poseer y controlar (o descontrolar). Ahora surge la pregunta: ¿Cómo hacemos para que el *Kurdiakos* se salga del cuerpo? Nos instruyen, para lograrlo, darle de comer a la persona carne magra a las brasas, y que tome el vino nuevo diluido en agua.

Si observamos, éste es uno de los principios de la homeopatía, o sea que para eliminar los efectos de una sustancia que ingerimos, de manera voluntaria o accidental, podemos tomar la misma sustancia, diluida.

LIMPIO-CONTAMINADO
Números 19:1-22

Con las cenizas del holocausto de una vaca roja inmaculada se prepara el agua para rociar.

El contacto del agua con una persona "limpia, pura" la "contamina".

El contacto del agua con una persona "contaminada, impura" la "purifica".

En otras palabras, si no tengo el síntoma, me lo produce y si lo tengo, me lo quita.

Por ejemplo, si tomo mucha manzanilla, me pongo irritable, no sé lo que quiero y si lo obtengo lo rechazo. Si ya estoy así, al tomar manzanilla me calmo.

Un mundo previo

Recordamos que hacemos un viaje de nueve meses de duración, desde el mundo espiritual al mundo material, en el cual somos como astronautas, conectados por el cordón umbilical a la nave nodriza que es la placenta, la cual a través del cordón se encarga de que el desarrollo sea perfecto. En ese mundo, previo al nuestro, se lleva a cabo la transición entre lo espiritual y lo material; la placenta se encarga de formarnos y mantenernos durante el viaje.

En el 2005 unos amigos me comentaron que cuando dio a luz su prima en Suiza, le prepararon un medicamento homeopático de la placenta, mismo que ayudaba a la madre y al bebé a mejorar su sistema inmunológico, haciéndolos así más resistentes a las enfermedades.

En mayo del 2006, mi hija dio a luz a un niño, producto de su segundo embarazo. Nació en la misma fecha que mi papá, cien años después. Recogí unas muestras de sangre de placenta y de cordón y posteriormente se prepararon los medicamentos homeopáticos correspondientes.

La idea era ver si podíamos traer a nuestro mundo, a través de esos medicamentos, la magia del mundo intrauterino. Serian una especie de "Células Madre Homeopáticas".

Una amiga muy querida y sensible (Nadia) tomó una dosis de placenta. Le brotaron lágrimas de un ojo y después del otro, y me fue describiendo cómo hacía el recorrido por su cuerpo. Entonces me di cuenta de que precisamente eso es lo que hace la placenta durante el embarazo: escanea y corrige.

En adultos he observado que una sola dosis de placenta en general produce calma. Algunos sienten como si hubiera alguien que los estuviera cuidando. A otros les produce somnolencia. Una paciente me habló para decirme que sentía que estaba flotando. Le pregunté si sentía mareos o alguna otra molestia; me dijo que no, que se sentía fantástico y que cómo le podía hacer para que le durara más tiempo la sensación. Otra paciente me dijo que soñó que iba a nacer y se resistía porque no quería hacerlo. No faltó quien durante la consulta, se acostara en el sillón en posición fetal.

En bebés, en el inicio de la vida extrauterina, es impresionante ver que la placenta homeopática continúe actuando como si el bebé siguiera estando dentro del útero, "escaneando y corrigiendo".

Los medicamentos no son una panacea, pero cuando están indicados se pueden producir milagros.

Haría falta hacer la Experimentación Pura de estos medicamentos para que puedan ser usados de acuerdo con el método homeopático y no solo por suposiciones o comprobaciones clínicas.

Presento en las siguientes páginas tres casos que observé.

Titina

En 2008, una perra criolla parió una camada de cinco cachorros, en el metro. Pasados dos días los rescataron y llevaron a un albergue. Al querer darlos en adopción se dieron cuenta de que la perra más pequeña, llamada Titina, había sido mordida por su madre y estaba muy delicada. Las heridas se le infectaron. La veterinaria se las suturó y le trató la infección.

Al parecer ya la habían vacunado contra el moquillo y sin embargo lo contrajo. La veterinaria pensó que no sobreviviría. Fue tratada y en las secuelas le quedó un daño neurológico. Se caía al caminar, no podía correr, se le abrían las patas delanteras, no tenían fuerza para mantener cerca la comida y también presentaba movimientos involuntarios de la cabeza. Para ese entonces Titina tenía tres meses.

La esposa de mi hermano recoge animales heridos, lastimados o abandonados y también rescata gatos y perros maltratados. Mi hermano me buscó y me preguntó si le podíamos dar algo "de mis cosas" a la perrita para las secuelas neurológicas que le dejó el moquillo.

Primero le dimos una dosis de Placenta y después se le siguió dando unas gotas de Cordón cada 2 o 3 horas. La recuperación fue impresionante. A los pocos días, cuando la llevaron a revisión, la veterinaria y su equipo lloraron de alegría al ver que no se murió y estaba totalmente recuperada.

Le cambiaron el nombre, ahora se llama Nesli (Mi milagro).

Pablo

En 2010 me traen a consulta a Pablo de once meses de edad, es el tercero de tres hermanos, el mayor de 10 años, la segunda de 8, su padre de 43 y su madre de 39. Fue parto inducido, se usó bloqueo, no fue aspirado y pesó 2.640 Kg.

Refiere la madre: "parece como si el niño viera a través de mi, me ignora, puede estar sentado en mi regazo por tres horas, sin protestar". En la guardería le dicen que el niño no llora, no se para y aunque le quiten un juguete no reacciona. Si sus hermanos quieren jugar con él dándole una pelota, la recibe y deja de hacerles caso, los ignora...

¿Es una conducta autista?

Se le dio un glóbulo homeopático de Placenta. Transcurridos un par de minutos el niño comenzó a arrastrarse y agarrándose de los pantalones de su mamá se paró. Cuando le quitaron un juguete se le formaron grandes lágrimas en los ojos y lloró derramándolas. Asombrada, su madre dijo que nunca antes había hecho estas cosas.

Se le dio su tratamiento homeopático. Ahora tiene un comportamiento normal. Te ve, se ríe, interactúa, se enoja, llora fácilmente, gatea, se para y juega con sus hermanos.

¿Se conectó?

¿Fue un milagro?

Los resultados hablan por si mismos.

Parece que por ser un bebe, todavía no interfiere el intelecto, permitiendo así que la placenta homeopática y el cordón sigan actuando.

La verdad, no entiendo lo que sucedió, pero siento que fue maravilloso. Sólo me queda agradecer, y seguir confiando.

NICOLÁS

En 2012 me traen a consulta a Nicolás de un año 4 meses, tiene una hermana de 3 años y medio, padre de 36 años y madre de 37. Nació por cesárea y pesó 3.280 kg.Refiere la madre que presenta hiperextensión en torso derecho y dificultad para flexionar las extremidades. Después de la consulta me escribió:

> Te envío el párrafo que me pediste describiendo lo que vi en mi hijo cuando le diste los chochos esos de la placenta.
>
> Salimos de tu consultorio y nos fuimos a la clase de gimnasia de mi hijo. Apenas llegamos me senté en una banca para quitarme los zapatos y lo puse en el suelo como siempre. Generalmente él se queda quieto hasta que voy con él, pero esta vez no me esperó sino que comenzó a gatear solito. Por primera vez estuvo explorando todo el salón con mucha curiosidad, y lo más impresionante fue que, también por primera vez, se colgó de una barra sin soltarse. Se quedaba bien agarrado con las manos y se reía cuando lo mecía. Antes no se decidía a apretar las manos alrededor de la barra así que no había manera de que se colgara.
>
> Desde entonces lo he visto con más ganas de caminar empujando su carrito y en general con más energía para moverse.

Al ver estos resultados podemos decir que vale la pena todo el esfuerzo invertido.

PREVENIR

Más vale prevenir que lamentar

Refrán popular

La salud de una persona sana,
es anterior al tratamiento del enfermo...
por eso, sólo los necios creen que
el médico es necesario únicamente
en caso de una enfermedad declarada

Maimónides (1135-1204)

Expresando

Expresando congruentemente
lo que sentimos evitamos somatizarlo.

Como ejemplo usaré el enojo pero igual aplica para las demás emociones.

Al sentir enojo, podemos expresar lo que sentimos hacia afuera o hacia adentro:

◊ *Hacia afuera*, enojándonos gritando, agrediendo, con lo cual evitamos somatizar pero no evitamos que nos sigan sucediendo, una y otra vez, las situaciones que nos hacen enojar.

◊ *Hacia adentro*, cerramos los puños y luego nos estremecemos, como lo hace un niño pequeño, así evitamos somatizar y también que se nos sigan presentando situaciones que nos hagan sentir ese enojo.

> Platón dice, en *El mito de la caverna*, que existen dos mundos o dos clases de realidades, a saber, el mundo inteligible o mundo de las ideas, que constituye la auténtica realidad, y el mundo sensible o mundo de las cosas o mundo de las sombras, que es un mundo aparente.

Al expresar lo que sentimos, hacia afuera, el efecto es temporal, dura poco, sucede en el mundo de las cosas.

Al expresar lo que sentimos, hacia adentro, el efecto es permanente, sucede en el mundo de las ideas que es la auténtica realidad.

De acuerdo con lo anterior no tiene mucho sentido llamarle la atención o discutir con una persona (hijo, cónyuge, empleado, etc.) ya que esto se lleva a cabo en el mundo de las cosas y si logramos que la otra persona cambie, el cambio dura poco. En lugar de eso, si proceso las emociones que me genera la situación, esto sucede en el mundo de las ideas y los cambios de conducta son permanentes.

Dejando salir

Cuando no podemos, o no queremos, expresar lo que sentimos ante una situación, para evitar somatizarlo lo recibimos y lo dejamos ir mediante un suspiro.

Para los hindúes, "vida" y "aire" son sinónimos de "prana".

A través de un suspiro
recibo la vida y la dejo ir...

Como dice en los libros: "exhaló un profundo suspiro de alivio y descansó para siempre..."

INCONGRUENCIA

Ante la pregunta "¿Cómo estás?", respondemos "Bien, gracias... ¿y tú?"

Como regularmente tenemos algún problema físico o alguna preocupación, al decir "bien" estamos siendo incongruentes. Entonces al día siguiente estamos igual de mal. Es como si nos sacaran una copia el día de hoy para repetirla al día siguiente, manteniendo así todos nuestros malestares.

Un padecimiento que debería durar días puede durar meses o incluso años. Para evitar esto, tendríamos que expresar lo que sentimos, lo cual no es muy bien visto socialmente, además de que a nadie le interesa.

Antes de contestar "bien, gracias", aunque sea por teléfono, suspiramos para recibir y dejar salir lo que sentimos y así evitar la incongruencia.

Al saludar a alguien que me cae mal, estoy siendo incongruente entre lo que siento y lo que expreso. Al día siguiente se me distiende el abdomen, tengo ruidos, gases y más molestias que me hacen sentir incómodo y pienso que seguramente algo me cayó mal de lo que comí. Sin embargo, la causa fue que, al no expresar lo que sentía, me tragué la sensación "me cae mal" y lo somaticé para poder expresarlo.

Antes de saludarlo, suspiro discretamente, ya que si lo hago frente a él, sería peor que decirle "me caes mal". Así estoy evitando la incongruencia, recibiendo y dejando salir lo que siento.

MIEDO

El libro de Job, en el versículo 3:25, dice: "Porque si de algo tengo miedo, me sucede lo que temo". Para prevenir esto, en el 3:24 nos dice: "Como alimento viene mi suspiro y como el agua se derraman mis lamentos".

Si tengo miedo de que algo suceda, para evitarlo, suspiro, tiemblo y si puedo lloro.

En pediatría

DOLOR DE OÍDOS

Si la mamá regaña a un hijo y él se va a dormir, reprimiendo sus emociones, al día siguiente amanece con dolor del oído izquierdo que puede ser debido a una infección, ya que le dolió que su mamá le gritara. Si fue papá el que lo regañó, y reprimió lo que sentía, al día siguiente amanece con dolor del oído derecho.*

---

* Véase Localización en SOMATIZAR.

Para evitar que somatice, antes de dormir hay que hablarle bonito, ya que eso sí le gusta oír, y así se cancela el programa que generaría el dolor de oídos del día siguiente.

Dolor de garganta

Cuando un hijo quiere decirnos algo y le decimos "Ahora no, hijo, ¿no ves que estoy ocupado?", causamos que se vaya a dormir sin haber podido expresarse. Al día siguiente amanece con 40 °C de temperatura, inflamación de amígdalas y dolor de garganta que le impide hablar (el exudado faríngeo puede mostrar estreptococo beta hemolítico). Para evitar esta somatización, antes de dormirse hay que invitarlo a que hable de algo que le gusta, que reconozca objetos en fotos, que diga su oración a los angelitos, etcétera. Así sentirá que sí lo dejamos hablar y se cancelará el programa que iba a crear la infección de garganta.

Doble vínculo

Cuando estamos angustiados y le sonreímos a un hijo, él siente nuestra angustia y ve nuestra sonrisa. Se crea un doble vínculo ya que no sabe si hacerle caso a lo que siente o a lo que ve y se pone nervioso o incluso se puede enfermar. Para evitarlo podemos suspirar, antes de sonreírle, dejando así salir esa angustia.

Cólicos

Les digo a las mamás que suspiren, para recibir y dejar salir lo que sienten, antes de dar de comer a sus bebés, evitando así que se traguen las emociones de mamá y somaticen cólicos.

Con dietas

> Que tu alimento sea
> tu única medicina
> HIPÓCRATES (460-377 A.C.)

Eres lo que comes
LUDWIG FEUERBACH (1804-1872)

Platón decía que el cuerpo es la imagen del alma. Entonces, cuando nos tragamos nuestras emociones, éstas se manifestarán corporalmente para permitirnos expresarlas.

Por ejemplo; si nos sentimos limitados, incómodos y que estamos cargando de más, al tragarnos las emociones que esto nos genera, subimos de peso para así poder procesarlas.

El subir de peso nos hace sentir limitados, incómodos y que estamos cargando de más. Así tenemos el libre albedrío de procesar el miedo, el enojo, la tristeza, la alegría o la impotencia que eso nos genera.

Entonces, cuando estamos a dieta, más que cuidar lo que nos comemos físicamente debemos cuidar lo que nos tragamos emocionalmente. Como diría mi amigo el doctor Jacobo Feintuch "No comas cuando estés enojado".

Si te tragas emociones, no las digieres y somatizas, para así poder digerirlas.

En vez de preguntarte ¿qué es lo que estás consumiendo?, deberías preguntarte ¿qué es lo que te está consumiendo?

Con homeopatía

Un medicamento homeopático puede usarse para prevenir o para curar los síntomas que es capaz de producir en el hombre sano.

A manera de ejemplo, incluyo cuatro de ellos para poder usarlos como preventivos.

Los puedo usar para evitar los efectos por enfriarme, por asustarme, por darme un golpe, por hacer mucho ejercicio, por intoxicarme y por comer o beber en exceso.

ACONITUM NAPELLUS

Enfriamiento o susto

Si voy a salir al frío y, como prevención, tomo un medicamento homeopático que produce síntomas semejantes a ese enfriamiento, evito enfermarme.

Un paciente me comentaba que cuando salía de un lugar caliente a uno frío se formaba un derrame en el ojo; cuando tomó Aconitum como preventivo le dejó de suceder. Cuando me asusto, mi cuerpo se enfría y tiemblo; si me asusta subir al avión puedo tomar este medicamento como preventivo.

Arnica montana

Golpes, exceso de ejercicio

Después de varios días sin hacer ejercicio, si empiezo a hacerlo nuevamente, me va a doler el cuerpo. Si tomo Árnica antes de hacer el ejercicio, evito el dolor.

Antes de una operación se reduce la inflamación, el dolor y los derrames; cuando me extraen una muela disminuyo el dolor y sangrado excesivos, ya que éstos efectos fueron aceptados al tomar el Árnica, que es capaz de producirlos.

Un deportista, de los llamados hombres de hierro (Iron man), tomó Árnica antes de atravesar a nado el Canal de la Mancha. Después de nadar durante 18 horas y media, la cifra de ácido láctico (que aumenta al hacer mucho ejercicio) estaba en cero y los síntomas correspondientes a ese exceso de ácido láctico fueron evitados. Como ventaja adicional, el Árnica no aparece en la prueba del antidoping.

En un estudio en la India, mostraron que la exposición a Rayos-x suele causar daño a la mitocondria de las células, lo cual se puede evitar tomando Arnica previo a la exposición.

Arsenicum album

Intoxicación

Descubro que me acabo de comer un alimento descompuesto. Ya sé, por experiencia, que me va a dar diarrea, náusea y vómito, haciéndome sentir que me estoy muriendo. Para evitar que aparezcan esos síntomas, tomaría el medicamento que sea capaz de producir síntomas semejantes y, por lo mismo, detener el proceso de intoxicación. También sirve cuando alguien me está envenenando emocionalmente.

Nux vomica

Exceso de alimento

Cuando como algo muy pesado, me cae mal y me produce una serie de síntomas y signos. Si antes de la comida tomo Nux vomica, que es capaz de producir esos mismos síntomas, puedo evitar los malestares. Esto también aplica para "emociones pesadas" que nos tragamos.

Un síntoma muy interesante que produjo en la experimentación y está referido en la materia médica es: "Deseo insano de estar a solas con su marido, al cual adora, para matarlo" (creo que también aplica si cambiamos "marido" por "cónyuge" o por algún otro ser querido).

RECIBIR

Confiar

Confío en que lo que me sucede es lo único que podía haber sucedido.

Si no esperas lo inesperado,
no lo reconocerás cuando llegue

HERÁCLITO (c.540-c.475 A.C.)

Si reconoces a Dios en todo,
Él guiará tus caminos

PROVERBIOS 3:6

Es mejor refugiarse en Dios
que confiar en las personas

SALMOS 118:8

Todo lo que he visto me enseña
a confiar en el Creador
por todo lo que no he visto

RALPH WALDO EMERSON (1803-1882)

La magia está en la fe de los creyentes

La ley y el orden, "El Curandero"

Dios mío, abre los oídos de mi corazón,
porque Tú eres mi salud

San Agustín (354-430)

Actúa como si todo dependiera de ti
y confía como si todo dependiera de Dios

Ignacio de Loyola (1491-1556)

Al final siempre podremos recurrir a ese
maravilloso recurso que es la fe

Proceso Sánchez Ortega (1919-2005)

Confía en Dios con todo tu corazón y en tu
entendimiento no te apoyes

Proverbios 3:5

Este proverbio, que ya vimos antes, nos ofrece una guía para la vida. Confiar, recibir y dar acuse de recibo sin necesidad de entender. Lo voy a desglosar para poder estudiarlo.

1. *Confía en Dios*

Confío en que me mandan lo que yo necesito, y no necesariamente lo que yo quiero, para poder cumplir mi misión en la vida.

2. *Con todo tu corazón*

Recurrimos a la fisiología para poder entender la función del corazón.

La mitad izquierda recibe la sangre arterial de los pulmones, tal como viene y sin filtrarla la envía a todas las células del cuerpo.

La mitad derecha recibe la sangre venosa del cuerpo, tal como viene y sin filtrarla la envía a los pulmones.

> *Porque el alma de la carne,*
> *en la sangre está*
>
> LEVÍTICO 17:11

Podemos concluir que la circulación es el proceso físico mediante el cual el alma, por medio de la sangre, en cada palpitación, sube al cielo y baja al cuerpo, a través del corazón, manteniendo comunicados el espíritu y el cuerpo.

Entonces, "con todo tu corazón", significa:

a) Recibir en el cuerpo, voluntariamente, lo que nos evían, contemplándolo sin juzgar y sin cuestionar.

b) Enviar de regreso desde el cuerpo, lo que nos hace sentir, o sea, dar "acuse de recibo".

Recibo los síntomas a través del medicamento y proceso lo que me hacen sentir.

3. *Y en tu entendimiento no te apoyes.*

Esto no requiere mayor explicación. En vez de entender, confía y siente.

Pedir

Sólo le pido a Dios,
que el dolor no me sea indiferente,
que la reseca muerte no me encuentre vacío,
solo y sin haber hecho lo suficiente

LEÓN GIECO (1951-)

El ejemplo que sigue nos da una idea clara de lo que significa confiar.

A un sanador le proporcionan el nombre de los enfermos y se llegan a producir curaciones milagrosas.

Un amigo le preguntó:

—¿Cómo le haces?

El respondió:

—Es muy fácil, le pido a Dios… y me hago a un lado.

Pide y se te dará. Por eso debes tener mucho cuidado con lo que pides.

Todo el que pide, recibe;
aquel que busca, encuentra;
el que toca a la puerta, se le abre

Mateo 7:8

Y todo cuanto pidáis con fe
en la oración, lo recibiréis

Mateo 21:22

Por eso os digo: todo
cuanto pidáis en la oración,
creed que ya lo habéis recibido
y lo obtendréis

Marcos 11:24

Preparar

Como ejemplo, a un buzón del celular primero le tengo que borrar los mensajes viejos para hacer espacio para los nuevos.

Para poder recibir, primero debo dejar ir dando gracias por lo recibido.

Recordamos la ley de acción y reacción. Recibimos los síntomas en la acción para que cumplan su propósito y se puedan ir en la reacción.

Si le decimos al síntoma, "¡lárgate!", éste se queda.

Ante una situación determinada, recibimos confiadamente y mandamos de regreso lo que nos hace sentir esa situación. Esto no significa aceptarla ni resignarse.

No tenemos acceso a lo que la vida nos depara, por lo que no tiene ningún sentido tratar de entenderlo. Bastará con confiar, recibir y sentir como niño chiquito.

Estar dispuesto a recibir…

ABRIRSE PARA RECIBIR

En 1983, dentro de un Taller de Terapia Gestalt, nos sentamos formando un círculo y la paciente quedó de espaldas a mí. El terapeuta nos dijo: "Vamos a ayudarla, mandándole energía".

Yo no sabía cómo hacer eso, así es que supuse que era suficiente poner mis brazos extendidos hacia ella, como en las películas de ciencia ficción, con los dedos apuntándole, tratando de que saliera la energía.

Como no pasaba nada el terapeuta le dijo a ella: "Pero ábrete, para poder recibirla". En ese momento sentí como una ráfaga de algo (¿energía…?), que pasaba a través de mí saliendo por mis manos. La paciente dijo: "Siento que se me quema la espalda"…

Para poder recibir es necesario
abrirse a ello voluntariamente...

Existen muchas maneras de recibir y siempre conviene estar preparado física y anímicamente para hacerlo. Implica contemplar sin juzgar, lo cual no es nada fácil.

La contemplación es la forma
más elevada de actividad

ARISTÓTELES (384-322 A.C.)

Formas

1. RECIBIR EL REMEDIO HOMEOPÁTICO

Al finalizar la consulta, antes de darle al paciente la dosis profunda de su remedio, le pregunto:

¿Aceptas curarte de todo?

¿Aceptas recibir cada síntoma sin decirle "¡lárgate!"?

Así, en caso afirmativo, se "abre" para recibir voluntariamente sus síntomas, a través del medicamento que los produce.

Si dice que no, entonces le recuerdo el dicho:

Eso ni con chochos se te quita

DICHO POPULAR

2. SENTIR LAS EMOCIONES (PROCESARLAS)

Recibo los síntomas, incluyendo a los pensamientos (los contemplo) y mando de regreso las emociones que me hacen sentir.

Recuerdo el caso de un niño de 4 años que tenía fiebre elevada y no se le bajaba, la mamá se puso a estremecerse de miedo (como un niño chiquito), durante un buen rato y la fiebre cedió.

133

3. Escribir los síntomas y leerlos

Escribo mis síntomas y los leo varias veces al día. Los actualizo cada vez que los leo. Al leer los síntomas, los estoy recibiendo y equivale a tomar una dosis del remedio.

4. Leer los síntomas mentales del medicamento

Mi maestro, el doctor David Flores Toledo, me comentó haber vivido lo siguiente:

Campamento

- Se enferma y no hay quien lo lleve al hospital.
- Se pone la cachucha de doctor, aclara los síntomas y determina el medicamento que los abarca (repertoriza).
- El medicamento no está en su botiquín.
- Lee varias veces, en la materia médica, los síntomas mentales del medicamento.
- Se le pasan los síntomas.

Verruga plantar

- Durante varias tardes lee los síntomas mentales de un medicamento.
- Días después se da cuenta de que desapareció una verruga plantar que tenía hacía tiempo.
- Verifica en la materia médica que efectivamente en ese medicamento aparece el síntoma de verruga plantar.

Dolor de cabeza

- Busca qué medicamento le corresponde para el dolor de cabeza y otros síntomas.
- Le pide a su asistente que le lea, repetidas veces, los síntomas mentales de ese remedio.
- Se le pasa el dolor.

5. Describir los síntomas

Una señora tenía dolor de cabeza. Le pedí que describiera los atributos del dolor; la forma, el color, el peso, la textura, la temperatura, etcétera.

Para poderlo describir le tuvo que permitir, al dolor, que se quedara sin rechazarlo (lo recibió aunque sólo fuera temporalmente). El dolor de cabeza se le quitó.

6. Recibir los síntomas a distancia

Alrededor de 1970 leí el artículo "Radiestesia del cabello" en una revista hindú. En el artículo mencionan que el cabello funciona como antena para transmitir el medicamento homeopático.

En 1977 mi hija, de 4 años, se fue con su mamá a Cuernavaca. En la noche me reportaron que se había insolado, tenía fiebre, ardor de piel y rubicundez. El medicamento que correspondía al caso era Belladona, pero no llevaron medicamentos a Cuernavaca. Basado en el artículo, puse unos cabellos, que tomé de su cepillo, en una botellita que contenía una dilución de Belladona (parece brujería ¿no?).

Al día siguiente me reportaron que ya estaba bien, como si hubiera tomado la Belladona.

7. Mantener los síntomas

Me duele la cabeza y voy a ir al doctor. Con el propósito de que el doctor me vea en plena crisis trato de que se quede el dolor (lo estoy recibiendo y no rechazando). Al llegar al doctor, ya no me duele la cabeza.

8. Hallar el remedio

Niño llorando

Un bebé está llorando desesperado y el doctor Flores está buscando qué medicamento le corresponde a todos sus síntomas. En el momento que el doctor encuentra cuál es el remedio, el bebé deja de llorar y se calma.

Confianza en el médico.

Óscar iba a consulta y cuando el doctor Flores encontraba el remedio que le correspondía, decía: "Con esto basta para curarme y ya no hace falta que me tome el medicamento".

¿El doctor recibió los síntomas?
¿El paciente recibió la intención curativa del doctor?

9. Recibir y compartir

Les digo a los pacientes que después de tomar, de un vaso con agua, su dosis de medicamento, que le echen el resto del agua a una planta. Normalmente me refieren que sus plantas crecen más bonitas.

Una paciente, que padecía artritis, me preguntaba acerca del agua que le echaba a las planta porque a ésta le salía un líquido lechoso y la planta se secaba, pero ella continuaba mejorando de su artritis.

La paciente y la planta vibraban a la misma frecuencia, la del medicamento. Pareciera que cualquier energía que iba dirigida a la paciente, se seguía a la planta. Como si la planta absorbiera las energías negativas.

Esa misma paciente un día mandó a pintar su cuarto y en el fondo del closet encontraron una bola de papel de aluminio que contenía un listón rojo amarrando un retrato de su segundo ex marido, dos estampas de santos, un muñeco de cera y alfileres.

Aparentemente la hija de ese segundo ex marido le había mandado a hacer "un trabajito" y parece que funcionó ya que para entonces se había divorciado.

A continuación, la paciente llevó a un sacerdote amigo suyo, que echó agua bendita y limpió el lugar. Después de eso, las plantas ya crecieron bien y ella también siguió mejorando.

10. PERMITIRLE ESTAR

Permitirle estar es una manera activa de recibir sin interferir ni querer controlar.

En la canción de los Beatles, "Let it be" ("déjalo ser" o "permítele estar"), Paul McCartney nos enseña esas palabras de sabiduría, confiando, que al actuar así, en momentos de problemas o de oscuridad, siempre habrá una respuesta.

Let it be

PAUL MCCARTNEY (1942-)

LA VIDA

Es nuestra existencia, los eventos que suceden entre el nacer y el morir.

La muerte debe encontrarnos vivos

Anónimo

La perfección de las costumbres consiste
en vivir cada día como si fuera el último

Marco Aurelio (121-180)

El nacimiento no es un acto,
es un proceso

Erich Fromm (1900-1980)

La muerte es un remedio, pero solo
debemos echar mano de él
hasta la última hora

Moliere (1622-1673)

*La vida no existe como tal,
nadie la ha visto...*

André Lwoff (1902-1994)

No os toméis la vida demasiado
en serio, de todas maneras
no saldréis vivos de ésta

BERNARDE LE BOVIER DE FONTANELLE (1657-1757)

La vida es una enfermedad
crónica, de transmisión sexual,
que irremediablemente
nos conduce a la muerte

ANÓNIMO

Vivir se debe la vida, de tal suerte,
que vida quede en la muerte

CALDERÓN DE LA BARCA (1600-1681)

La vida es agradable. La muerte es tranquila.
Lo incómodo es la transición

ISAAC ASIMOV (1920-1992)

Para lograr grandes cosas necesitamos vivir
como si nunca fuésemos a morir

MARQUIS DE VAUVENARGUES (1715-1747)

Muriendo es como se nace
a la vida eterna

FRANCISCO DE ASÍS (1182-1226)

La muerte no es más que
un cambio de misión

LEÓN TOLSTOI (1828-1910)

En vez de preguntarnos qué esperamos de
la vida, deberíamos preguntarnos qué
espera la vida de nosotros

VIKTOR FRANKL (1905-1997)

Cuando naciste,
a tu alrededor todos reían,
sólo tú llorabas.
Vive de tal modo que a la
hora de tu muerte,
todos lloren y solo tú sonrías

CONFUCIO (551-479 A.C.)

141

La vida no se trata de cómo sobrevivir a
una tempestad, sino de cómo
bailar bajo la lluvia

ANÓNIMO

El secreto del arte de prolongar la vida
consiste en no abreviarla

ERNEST VON FEUCHSTERSLEBEN (1806-1849)

Sólo se vive dos veces, una
cuando nacemos y otra
cuando enfrentamos la muerte

IAN FLEMING (1908-1964)

La vida es una carrera contra
la muerte y ésta está tan segura de ganar
que te da toda la vida de ventaja

ANÓNIMO

Conócete a ti mismo, no te engañes, acepta
tus limitaciones y sigue con tu vida

WOODY ALLEN (1935-)

No sé si yo paso a través de la vida
o la vida pasa a través de mí

Anónimo

No mueres de estar enfermo,
mueres de estar vivo

Michel Eyquem de Montaigne (1533-1592)

La vida es una serie de lecciones que
deben ser vividas para poder entenderla

Helen Keller (1880-1968)

…he puesto delante de ti la vida y la
muerte, la bendición y la maldición.
Deberás escoger la vida…

Deuteronomio 30:19

La muerte sólo tiene importancia
en la medida en que nos hace reflexionar
sobre el valor de la vida

André Malraux (1901-1976)

La vida sólo puede ser comprendida
mirando para atrás y sólo puede ser vivida
mirando para adelante

Soren Kierkegaard (1813-1855)

Gracias a la vida que me ha dado tanto, me
ha dado la risa y me ha dado el llanto así
yo distingo dicha de quebranto y el canto de
ustedes que es mi propio canto

Violeta Parra (1917-1967)

Estudia como si fueras a vivir por siempre;
vive como si fueras a morir mañana

María Mitchell (1818-1889)

Cuando mi voz calle con la muerte,
mi corazón te seguirá hablando

Rabindranath Tagore (1861-1941)

Para morir sólo se precisa estar vivos

Jorge Luis Borges (1899-1986)

Quien salva una vida es como si
salvara al mundo entero

TALMUD BABILÓNICO
TRATADO SANEDRÍN FOLIO 37

Desechad tristezas y melancolías.
La vida es amable, tiene pocos días
y tan sólo ahora la hemos de gozar

FEDERICO GARCÍA LORCA (1898-1936)

Reza como si todo dependiera de Dios.
Trabaja como si todo dependiera de ti

SAN AGUSTÍN (354-430)

Hay dos maneras de vivir la vida:
una como si nada es un milagro,
y la otra es como si todo es un milagro

ALBERT EINSTEIN (1879-1955)

El que no vive para servir,
no sirve para vivir

SAN AGUSTÍN (354-430)

Es curioso que la vida,
cuanto más vacía, más pesa

León Daudí (1905-1985)

Las reglas de la vida

1. Recibirás un cuerpo.

2. Aprenderás lecciones.

3. No hay errores, sólo lecciones.

4. La lección se repite hasta que se aprende.

5. El aprendizaje nunca termina.

6. «Allá» no es mejor que «acá».

7. Los demás son solamente espejos de ti.

8. Lo que hagas de tu vida depende de ti.

9. Tus respuestas están dentro de ti.

10. Te olvidarás de todas las reglas al nacer.

Chérie Carter-Scott (1949-)
Si la vida fuera un juego, éstas son las reglas

Etapas de la vida

Vivimos la vida en tres etapas:

- En la primera etapa estamos a solas, en la oscuridad y soñamos todo el tiempo. Se desarrollan los órganos del cuerpo.

- En la segunda etapa ya no estamos solos, sin embargo nos mantenemos separados, sólo podemos ver la luz reflejada, en ciertos momentos soñamos y en otros estamos despiertos. Se desarrolla nuestra mente.

- En la tercera etapa estamos con el espíritu universal, en la luz, todo el tiempo despiertos. Se desarrolla el germen de lo divino.

La transición entre la primera y
segunda etapas se llama Nacer;
entre la segunda y la tercera se llama Morir.

GUSTAV FECHNER (1801-1887)
VIDA DESPUÉS DE LA MUERTE

El destino

El destino es lo que nos sucede en la vida. Una serie de situaciones internas y externas que nos hacen sentir los miedos que heredamos de nuestros padres cuando nos concibieron. Es su carga emocional. Nuestro libre albedrío nos permite procesar o rechazar lo que sentimos ante cualquier evento. Cuando rechazamos lo que sentimos, las situaciones se repiten como si trajéramos un letrero que se lo anuncia a los demás. Cuando damos acuse de recibo, procesando lo que sentimos, el letrero desaparece en nosotros, en nuestra descendencia y en nuestra ascendencia, que fue donde inicialmente se originó.

Nuestro propósito en la vida es quitar los letreros y así cambiar nuestro destino.

Si llego a mi destino ahora mismo,
lo aceptaré con alegría,
y si no llego hasta que transcurran
diez millones de años,
esperaré alegremente también

WALT WHITMAN (1819-1892)

Locura es hacer lo mismo una vez tras otra
y esperar resultados diferentes

ALBERT EINSTEIN (1879-1955)

¿Para qué repetir los errores
antiguos habiendo tantos
errores nuevos que cometer?

BERTRAND RUSSELL (1872-1970)

A menudo encontramos nuestro destino
por los caminos que tomamos para evitarlo

JEAN DE LA FONTAINE (1621-1695)

El destino no reina sin la complicidad
secreta del instinto y de la voluntad

GIOVANNI PAPINI (1881-1956)

El que excava un hoyo, en él se cae

SULTÁN SALADINO (1138-1193)

Si seguimos haciendo lo que estamos
haciendo, seguiremos consiguiendo
lo que estamos consiguiendo

STEPHEN COVEY (1932-2012)

Siembra un acto
y cosecharás un hábito.
Siembra un hábito
y cosecharás un carácter.
Siembra un carácter
y cosecharás un destino

CHARLES READE (1814-1884)

No mires nunca de dónde vienes,
sino a dónde vas

PIERRE AUGUSTIN DE BEAUMARCHAIS (1732-1799)

El destino es el que baraja las cartas, pero
nosotros somos los que jugamos

WILLIAM SHAKESPEARE (1564-1616)

Siempre se ha creído que existe
algo que se llama destino, pero siempre se
ha creído también que hay
otra cosa que se llama libre albedrío.
Lo que califica al hombre es
el equilibrio de esa contradicción

GILBERT KEITH CHESTERTON (1874-1936)

Si quieres conocer los milagros,
hazlos tú antes.
Sólo así podrá cumplirse
tu peculiar destino

LUDWIG VAN BEETHOVEN (1770-1827)

Créeme, en tu corazón brilla
la estrella de tu destino

FRIEDRICH VON SCHILLER (1759-1805)

Luchar contra nuestro destino sería un
combate como el del manojo de espigas
que quisiera resistirse a la hoz

LORD BYRON (1788-1824)

Lo que ha de suceder, sucederá

VIRGILIO (70-19 A.C.)

No olvides tu historia ni tu destino

BOB MARLEY (1945-1981)

hUn hombre no es otra cosa que
lo que hace de sí mismo

JEAN PAUL SARTRE (1905-1980)

Tendremos el destino que
nos hayamos merecido

ALBERT EINSTEIN (1879-1955)

Que nadie le diga lo que tiene
que hacer a alguien que ya ha decidido
cuál debe ser su destino

PROVERBIO ÁRABE

Llamamos destino a todo
cuanto limita nuestro poder

RALPH WALDO EMERSON (1803-1882)

Yo soy el dueño de mi destino;
yo soy el capitán de mi alma

WILLIAM ERNEST HENLEY (1849-1903)

No creo que haya que lamentarse
sobre el propio destino,
pero a veces es muy duro

SVETLANA STALIN (1926)

Debemos obrar,
no para ir contra el destino,
sino para ir delante de él

FRIEDRICH HEBBEL (1813-1863)

No creo en la casualidad ni
en la necesidad; mi voluntad es el destino

JOHN MILTON (1608-1674)

*La manera en que una persona toma
las riendas de su destino es más
determinante que el mismo destino*

KARL WILHELM VON HUMBOLDT (1767-1835)

El hombre sensato cree en el destino;
el voluble en el azar

BENJAMIN DISRAELI (1766-1848)

Lo que se considera ceguera del destino es
en realidad miopía propia

WILLIAM FAULKNER (1897-1962)

Dios no manda cosas imposibles,
sino que al mandar lo que manda,
te invita a hacer lo que puedas
y pedir lo que no puedas,
y te ayuda para que si puedas

SAN AGUSTÍN (354-430)

*Que cada cual siga su inclinación, pues las
inclinaciones suelen ser rayas o vías trazadas
por un dedo muy alto,
y nadie, por mucho que sepa,
sabe más que el destino*

BENITO PÉREZ GALDÓS (1843-1920)

Hacemos lo que tenemos que hacer,
pero no sabemos por qué
hasta el final

ANÓNIMO

Cada hombre es la causa de su propia
experiencia, ya sea que lo sepa o no

ERNEST HOLMES (1887-1960)

Es parte de la ley cósmica que lo que digas
y lo que hagas determinará
lo que sucede en tu vida

LAO TSÉ (C. 604-531 A.C.)

*La persona que llega
es la persona correcta.*

*Lo que sucede es la única cosa
que podía haber sucedido.*

*Cualquier momento en que comience algo,
es el momento correcto.*

Cuando algo termina, termina.

SAI BABA (1926-2011)

Si no se lo has hecho a nadie,
no te pasará a ti

L. RON HUBBARD (1911-1986)

Lo que viene, conviene

El Zohar

El dolor y el sufrimiento

El dolor, en la vida, es inevitable;
el sufrimiento es opcional

M. Kathleen Casey

Cuando recibimos al dolor, nos duele.

Cuando rechazamos al dolor nos duele y además sufrimos.

El dolor productivo genera aprendizaje, el sufrimiento es estéril.

Qué distinta sería la humanidad si se diera
cuenta de que el sufrir
no tiene el menor mérito

George Bernard Shaw (1856-1950)

Solamente sanamos de un sufrimiento
experimentándolo a fondo

Marcel Proust (1871-1922)

156

*El principal objetivo de la terapia
no es transportar al paciente
a un imposible estado de felicidad,
sino ayudarlo a adquirir paciencia
delante del sufrimiento*

CARL JUNG (1875-1961)

El que teme sufrir ya sufre el temor

PROVERBIO CHINO

Sólo sobrevivieron los que le encontraron
un sentido al sufrimiento

VIKTOR FRANKL (1905-1997)

Cuando le encuentro un sentido a lo que me pasa, lo acepto voluntariamente. Dejo de gastar mi energía peleándome y en vez de resistirme me transformo, iniciándose así la curación.

La felicidad

La felicidad se logra cuando
lo que piensas, lo que dices
y lo que haces están en armonía

MAHATMA GANDHI (1869-1948)

El secreto de la felicidad no es
hacer siempre lo que se quiere,
sino querer siempre lo que se hace

LEÓN TOLSTOI (1828-1910)

La felicidad es darse cuenta de
que nada es demasiado importante

ANTONIO GALA (1930-)

La felicidad está hecha de
pequeñas cosas: un pequeño yate,
una pequeña mansión,
una pequeña fortuna,
una pequeña….

GROUCHO MARX (1890-1977)

La felicidad no depende de lo que pasa a
nuestro alrededor, sino de lo que
pasa dentro de nosotros mismos

LEÓN TOLSTOI (1828-1910)

Existen dos maneras de ser feliz
en esta vida, una es hacerse el idiota
y la otra… serlo

SIGMUND FREUD (1856-1939)

Las personas felices no tienen historia

SIMONE DE BEAUVOIR (1908-1986)

He aprendido que todo el mundo quiere
vivir en la cima de la montaña, sin saber
que la verdadera felicidad está
en la forma de subir la escarpada

GABRIEL GARCÍA MÁRQUEZ (1928-)

La felicidad no es más que
buena salud y mala memoria

ALBERT SCHWEITZER (1875-1965)

No hay un camino a la felicidad.
La felicidad es el camino

WAYNE DYER (1940-)

La felicidad no se alcanza cuando todo
es perfecto. Se logra cuando vemos
más allá de las imperfecciones

BUDA (c.543-478 A.C.)

La felicidad es una elección

PATCH ADAMS (1943-)

Patch decía que en la mañana yo puedo escoger la ropa que me aprieta y está pesada, para así poderme quejar o la escojo cómoda y ligera para poder disfrutar mi día. Es igual con la felicidad, yo decido si la escojo o no.

Las tres cosas esenciales para ser feliz
en esta vida son; algo que hacer,
algo que amar y algo que esperar

JOSEPH ADDISON (1672-1719)

La mejor manera de alegrarte es
intentar alegrar a alguien

MARK TWAIN (1835-1910)

Si no puedes tener lo que deseas,
y aun así quieres ser feliz,
desea lo que tienes

ANÓNIMO

Sigue un buen deseo y consejo:

> Me gustaría que encontraras
> la felicidad dentro de ti;
> ámate, perdónate, respétate
> y verás que no necesitas nada más
>
> DESLY MENDOZA (1982-)

LA LLAVE DE LA FELICIDAD

Este relato anónimo nos ilustra, de manera espléndida, dónde buscar a la felicidad.

El Creador se sentía solo y quería estar acompañado, entonces decidió crear unos seres que pudieran hacerle compañía. Pero cierto día, estos seres encontraron la llave de la felicidad, siguieron el camino hacia el Creador y se reabsorbieron a Él.

El Creador se quedó triste, nuevamente solo. Pensó que había llegado el momento de crear al ser humano, pero temió que éste pudiera descubrir la llave de la felicidad, encontrar el camino hacia Él y volver a quedarse solo. Reflexionando se preguntó dónde podría ocultar la llave de la felicidad para que el hombre no diese con ella. Pasó toda la noche en vela, preguntándose cuál sería el lugar seguro para ocultar la llave de la felicidad. Pensó que el hombre terminaría descendiendo a lo más abismal de los océanos y que allí la llave no estaría segura. Tampoco lo estaría en una gruta de los Himalayas, porque antes o después hallaría esas tierras. Ni siquiera estaría bien oculta en los vastos espacios siderales, porque un día el hombre exploraría todo el universo. "¿Dónde ocultarla?", continuaba preguntándose al amanecer. Y cuando el sol comenzaba a disipar la bruma matutina, al Creador se le ocurrió de súbito el único lugar en el que el hombre no buscaría la llave de la felicidad: dentro del hombre mismo. Creó al ser humano y en su interior colocó la llave de la felicidad.

Amar

Amarás al Señor, tu Dios,
con todo tu corazón,
con toda tu alma y con todo tu ser

DEUTERONOMIO 6:5

No te vengarás ni guardarás rencor, sino que amarás a tu prójimo como a ti mismo.

YO SOY DIOS

LEVÍTICO 19:18

Lo que se hace por amor, siempre se hace
más allá del bien y del mal

F. NIETZSCHE (1844-1900)

Ámame cuando menos lo merezca,
ya que es cuando más lo necesito

Proverbio chino

Amar no es solamente querer,
es sobre todo comprender

Françoise Sagan (1935-2004)

Amar es vivir en aquellos que se ama

Eliphas Levi (1810-1875)

Trata de amar al prójimo,
ya me dirás el resultado

Jean Paul Sartre (1905-1980)

Amar es dejar ir el miedo

Gerald J. Jampolsky

Amar no es mirarse el uno al otro;
es mirar juntos en la
misma dirección

Antoine de Saint-Exupery (1900-1944)

Es mejor haber amado y perdido,
que jamás haber amado

ALFRED TENNYSON (1809-1892)

Amar es lo contrario de utilizar

JUAN PABLO II (1920-2005)

Tal vez el amor no te facilita la vida
pero le da sentido

JOSÉ C. LOPEZ (1936-2009)

Amar es no tener que pedir perdón

ERICH SEGAL (1937-2010)

El que no ama siempre tiene razón:
es lo único que tiene

ANTONIO GALA (1930-)

El más poderoso hechizo para
ser amado es amar

BALTAZAR GRACIAN (1601-1658)

164

El que quiera ser amado, que ame

MAHATMA GANDHI (1869-1948)

Ama un solo día y el mundo
habrá cambiado

ROBERT BROWNING (1812-1889)

Enamorarse de sí mismo es el comienzo de
un romance que dura toda la vida

OSCAR WILDE (1854-1900)

Uno no puede hacer nada por las personas
que ama, sólo seguir amándolas

FERNANDO SAVATER (1947-)

Amar es cuando la felicidad de la otra perso-
na es más importante
que la tuya propia

H. JACKSON BROWN, JR.

Siempre que haya un hueco
en tu vida, llénalo de amor

AMADO NERVO (1870-1919)

165

No hay amor sin temor de ofender
o perder lo que se ama

FRANCISCO DE QUEVEDO (1580-1645)

El amor inmaduro dice:
"Te amo porque te necesito".
El amor maduro dice:
"Te necesito porque te amo"

ERICK FROMM (1900-1980)

El amor más puro se encuentra donde menos
lo esperamos: en el desapego

DEEPAK CHOPRA (1946-)

Ama y haz lo que quieras;
si callas, callarás con amor;
si gritas, gritarás con amor;
si corriges, corregirás con amor;
si perdonas, perdonarás con amor

SAN AGUSTÍN (354-430)

El amor a Dios y al hombre
es el único verdadero incentivo
en la curación y en la enseñanza

Oscar Escamilla Corres (1936-2007)

Las reglas para el amor

1. Ámate a ti mismo

2. Tú decides si quieres formar pareja

3. Crear amor es un proceso

4. Las relaciones dan pie al crecimiento personal

5. La comunicación es esencial

6. Es preciso negociar

7. Los cambios ponen a prueba la relación

8. Debes cuidar la relación si deseas que prospere

9. Renovarse o morir

10. Cuando te enamores, olvidarás todas estas las reglas

Chérie Carter-Scott (1949-)
Si el amor es un juego, éstas son las reglas

LOS TIEMPOS

Soy vecino de este mundo por un rato
y hoy coincide que también tú estás aquí,
coincidencias tan extrañas de la vida,
tantos siglos, tantos mundos,
tanto espacio... y coincidir

ALBERTO ESCOBAR
MEXICANTO

Se dice que el tiempo es
un gran maestro; lo malo es
que va matando a sus discípulos

HÉCTOR BERLIOZ (1803-1869)

A todo lo que ha sido – Gracias.
A todo lo que será – Sí

DAG HAMMARSKJÖLD (1905-1961)

*Ayer es historia, mañana es un misterio, y hoy
es un regalo; por eso lo llaman el presente*

ELEANOR ROOSEVELT (1884-1962)

El tiempo es una imagen móvil
de la eternidad

PLATÓN (427-347 A.C.)

Un maestro y su discípulo caminan.
El discípulo pregunta:
"¿A dónde vamos, maestro?"
El maestro responde:
"Ya estamos"
Momento

CUENTO ZEN

Vive el presente
que es el más cuerdo vivir,
ya que el pasado está ausente,
y el futuro es un sueño de no morir

ANÓNIMO

*Encuentra el tiempo de pensar,
el tiempo de rezar y el tiempo de reír*

MADRE TERESA DE CALCUTA (1910-1997)

El mejor momento del día,
el único, es ahora...
Lo urgente no deja tiempo
para lo importante

QUINO...EN MAFALDA (1932-)

La diferencia entre el pasado, el presente y
el futuro es sólo una ilusión persistente

ALBERT EINSTEIN (1879-1955)

El tiempo no tiene precio,
y sin embargo no nos cuesta nada.
Puedes hacer con el lo que quieras,
excepto poseerlo.
Puedes gastarlo, pero no conservarlo.
Y una vez que lo has perdido,
no puedes recuperarlo.
Simplemente… se ha ido

HARVEY MACKAY (1932-)

Algunos están dispuestos a cualquier cosa,
menos a vivir aquí y ahora

JOHN LENNON (1940-1980)

Sólo existen dos días en el año
en que no puedes hacer nada.
Uno se llama ayer y el otro mañana.
Por lo tanto hoy es el día ideal para amar,
creer, hacer y principalmente vivir

Mahatma Gandhi (1869-1948)

La vida es aquello que sucede mientras
planeamos el futuro

John Lennon (1940-1980)

Cuán insensato es el hombre que deja
transcurrir el tiempo estérilmente

Goethe (1749-1832)

Nunca pienso en el futuro.
Llega enseguida

Albert Einstein (1879-1955)

No hagas hoy lo que
puedas hacer mañana

Dicho mexicano

Para todo hay tiempo y hay temporada para cada cosa bajo el cielo

ECLESIASTÉS 3:1

Tiempo para nacer y tiempo para morir...

ECLESIASTÉS 3:2

Un tiempo para nacer

Una señora, que llevaba diez años de casada y no se podía embarazar, le pidió a un rabino que le diera una oración para poder hacerlo. El rabino le dijo que él tenía a una hija que llevaba diez años casada y tampoco se había podido embarazar. El rabino le propuso que ella rezara por su hija y él rezaría por ella. Pasados cinco años se embarazó la hija del rabino y la fecha probable de parto era el 15 de febrero. Dos meses después la señora también se embarazó y esperaba para el 15 de abril. Se atrasó el bebe de la hija y se adelantó el de la señora. Los dos nacieron el 15 de marzo.

En Eclesiastés dice que el tiempo para nacer, es bajo el cielo. Este caso se logró por la oración; eso es arriba en el cielo y ahí no hay tiempos.

LA EDAD

Sólo un loco celebra que cumple años

GEORGE BERNARD SHAW (1856-1950)

173

Los hombres son como los vinos:
la edad agria los malos y
mejora los buenos

CICERÓN (106-43 A.C.)

En los ojos del joven, arde la llama y en los
del viejo, brilla la luz

VÍCTOR HUGO (1802-1885)

Le toma a uno mucho tiempo
para volverse joven

PABLO PICASSO (1881-1973)

Un hombre sabe que está envejeciendo
porque empieza a parecerse a su padre

GABRIEL GARCÍA MÁRQUEZ (1928-)

Cuando dicen que soy demasiado
viejo para hacer una cosa procuro
hacerla enseguida

PABLO PICASSO (1881-1973)

Las etapas de la vida son:
Niñez, juventud, madurez, vejez y
¡qué bien te ves!

GUTIERRE TIBÓN (1905-1999)

La sabiduría nos vuelve a la infancia

BLAS PASCAL (1623-1662)

O ya no entiendo lo que está pasando o ya
pasó lo que estaba entendiendo

CARLOS MONSIVAIS (1938-2010)

Se es viejo cuando se tiene más
alegría por el pasado que
por el futuro

JOHN KNITTEL (1891-1970)

Envejecer es el único medio
de vivir mucho tiempo

GUSTAVO SANTAOLALLA (1951-)

Para la mayoría de las personas,
el camino a la muerte es envejecer:
un lento proceso de volverse
hacia adentro y de soltar

SALVADOR MINUCHIN (1921-)

Algunas personas no pueden enfrentar la
muerte; otras no pueden enfrentar la vida y
empiezan a envejecer tempranamente

SALVADOR MINUCHIN (1921-)

El arte de envejecer consiste en
conservar alguna esperanza

ANDRÉ MAUROIS (1885-1967)

El drama de la vejez no consiste en ser viejo,
sino en haber sido joven

OSCAR WILDE (1854-1900)

La vejez comienza cuando el recuerdo es más
fuerte que la esperanza

PROVERBIO HINDÚ

Envejecemos cuando el trabajo no divierte
y el divertirse da trabajo

Anónimo

Cásate con un arqueólogo.
Cuanto más vieja te hagas,
más encantadora te encontrará

Agatha Christie (1890-1976)

Envejecer es como escalar una
gran montaña; mientras se sube
las fuerzas disminuyen, pero la
mirada es más libre, la vista
más amplia y serena

Ingmar Bergman (1918-2007)

Juventud, divino tesoro,
te vas para no volver

Rubén Darío (1867-1916)

*Cuantas más velas tiene
nuestro pastel, menos aliento
tenemos para apagarlas*

Gustave Flaubert (1821-1880)

En la boca del viejo todo lo bueno fue,
y todo lo malo es

Baltasar Gracián (1601-1658)

Los niños

Antes de casarme tenía seis teorías sobre el
modo de educar a los niños. Ahora tengo
seis hijos y ninguna teoría

John Wilmot (1647-1680)

Los niños son la esperanza del mundo

José Martí (1853-1895)

*Jamás ha habido un niño tan adorable que la
madre no quiera poner a dormir*

Ralph Waldo Emerson (1803-1882)

El secreto de la genialidad es el de
conservar el espíritu del niño hasta la vejez,
lo cual quiere decir nunca
perder el entusiasmo

Aldous Huxley (1894-1963)

Los niños no tienen pasado ni futuro,
por eso gozan del presente,
cosa que rara vez
nos ocurre a nosotros

Jean De La Bruyère (1645-1696)

Los niños necesitan más
de modelos
que de críticos

Joseph Joubert (1754-1824)

El niño enlaza el pasado con el futuro

Oswald Spengler (1880-1936)

El niño pregunta a su madre:
¿Dónde me hiciste tú?
La madre le responde:
"Tú estabas latente en mi mente;
tú eres la manifestación concreta
de mi voluntad"

Rabindranath Tagore (1861-1941)

Los hijos

Sólo podemos aspirar a dejar
dos legados duraderos a nuestros hijos:
uno, raíces; y el otro, alas

William H. Carter (1864-1955)

El problema con la familia
 es que los hijos abandonan un día
la infancia, pero los padres nunca
 dejan la paternidad

Osho (1931-1990)

Tener hijos no le convierte
a uno en padre,
del mismo modo en que
tener un piano
no le vuelve pianista

Michael Levine (1943-)

Tus hijos no son tus hijos.
Son los hijos e hijas del anhelo
de la Vida. Vienen a través de ti,
pero no de ti y, aunque están contigo,
no te pertenecen. Puedes darles
tu amor, pero no tus pensamientos,
pues tienen los suyos propios.
Puedes albergar sus cuerpos,
pero no sus almas, pues sus almas
habitan en la casa del mañana,
que tú no puedes visitar,
ni siquiera en sueños.
Puedes esforzarte en ser como ellos,
pero no intentes que sean como tú

GIBRAN JALIL GIBRAN (1883-1931)
EL PROFETA

Hijos chicos, problemas chicos.
Hijos grandes, problemas grandes

PROVERBIO JUDÍO

Un hijo no es un jarrón que pueda llenarse,
sino un fuego que hay que prender

FRANÇOIS RABELAIS (C. 1494-1553)

No es la carne y la sangre, sino el corazón,
lo que nos hace padres e hijos

Friedrich von Schiller (1759-1805)

Ser abuelos

Ser abuelos es la recompensa que nos
da la vida, por no haber matado a nuestros
hijos cuando eran adolescentes

Anónimo

*Si hubiera sabido cuán maravilloso es tener
nietos, los habría tenido primero*

Lois Wise

Una hora con tus nietos puede hacerte
sentir joven otra vez. Más tiempo que ese te
hará sentir que envejeciste rápidamente

Gene Perret

No entiendes realmente algo hasta que se
lo puedes explicar a tu abuela

Proverbio galés

Cuando los abuelos entran en la casa, la
disciplina vuela por la ventana

OGDEN NASH (1902–1971)

*La abuela sostiene nuestras manecitas por un
rato y nuestros corazones por siempre*

ANÓNIMO

Los hombres no se sienten viejos
por tener nietos, sino por saber
que están casados con abuelas

G. NORMAN COLLIE

CAMBIAR

Dios mío, otórgame
la SERENIDAD para aceptar
las cosas que no puedo cambiar,
el VALOR para cambiar las que sí puedo
y la SABIDURÍA para
distinguir entre ellas

REINHOLD NIEBUHR (1872-1971)
ORACIÓN DE LA SERENIDAD

Señor, dame el valor para cambiar.

Todos buscan cambiar el mundo,
pero casi nadie empieza
cambiándose a sí mismo

LEÓN TOLSTOI (1828-1910)

La primera ley del movimiento de Newton o ley de inercia, dice que:

"Un cuerpo en estado de reposo o movimiento rectilíneo uniforme requiere de la aplicación de una fuerza externa para cambiar ese estado".

Esta ley nos ayuda a comprender que si queremos que haya un cambio en nosotros, requerimos de la aplicación de una fuerza, en este caso interna, y está es "la fuerza de voluntad". El intelecto y el afecto se pelearán por su atención. Solamente podremos cambiar a través de ella.

El hombre todo lo perfecciona
en torno suyo; lo que no hace
es perfeccionarse a sí mismo

Jean Baptiste Alphonse Karr (1808-1890)

Nunca subestimes tu poder para
cambiarte a ti mismo.
Nunca sobrestimes tu poder para
cambiar a otros

H. Jackson Brown, Jr.

No tenemos que cambiar nada sino
a nosotros mismos

Ernest Holmes (1887-1960)

Las cosas no cambian, nosotros cambiamos

Henry David Thoreau (1817-1862)

Todos me pedían que cambiara.
Mi amigo también insistía en que
yo cambiara, pero un día me dijo:
"Sigue siendo tal como eres, no cambies. Yo
te seguiré queriendo sin importar
que cambies o no cambies". Entonces me
tranquilicé y me sentí vivo.
Y, ¡oh maravilla!, cambié

ANTHONY DE MELLO (1931-1987)

Si algo he aprendido en la vida es a no
perder el tiempo intentando cambiar el
modo de ser del prójimo

CARMEN MARTÍN GAITE (1925-2000)

Cuando no se puede lograr lo que se quiere,
mejor cambiar de actitud

PUBLIO TERENCIO AFER (195-159 A.C.)

*Si queremos que todo siga como está,
es necesario que todo cambie*

GIUSEPPE TOMASI DI LAMPEDUSA (1896-1957)

Para poder cambiar, como dice el Oráculo de Delfos, primero "Conócete a ti mismo".

Cambiar al mundo

Sigue un relato anónimo modificado que ejemplifica lo que se requiere para poder cambiar la actitud de los demás.

Hubo una vez un rey poderoso que quería cambiar al *mundo*, pero veía que sus esfuerzos eran vanos.

Entonces decidió cambiar a su *país* y obtuvo el mismo resultado, todo esfuerzo fue inútil.

Creyó que podría cambiar su *ciudad* y no lo logró.

Recapacitó y decidió que tenía que empezar por su *palacio*, pero el resultado fue igualmente negativo.

Pensó que debió haber empezado por su *familia* y trató de cambiar a la gente más cercana a él, con los mismos decepcionantes resultados.

Entonces se decidió a cambiar *él mismo*, y para su sorpresa y alegría, cambió su familia, cambió su palacio, cambió su ciudad, cambió su país y cambió su mundo.

Moraleja: En vez de pretender cambiar al mundo, procura cambiar tú mismo. Al hacerlo, posiblemente eso influirá de manera positiva en tu familia, y de seguro ello contribuirá también al mejoramiento del barrio... de la ciudad... del país. Y con eso se habrá aportado un granito de arena para arreglar al mundo.

Depende de ti

Todo lo que un hombre logra y todo lo que no puede lograr es el resultado directo de sus propios pensamientos

JAMES ALLEN (1864-1912)

Cada uno ofrece a los demás lo que necesita para sí mismo, y exige a los demás lo que busca valorar de sí mismo

JOSEP MARIA FERICGLA (1955-)

No vayas fuera, vuelve a ti mismo, en el hombre interior habita la verdad

SAN AGUSTÍN (354-430)

Vete para ti, de tu tierra, y de tu lugar natal y de la casa de tu padre a la tierra que te mostraré

GÉNESIS 12:17

Nada puede traerte
la paz sino tú mismo

Ralph Waldo Emerson (1803-1882)

De nada sirve que
me prediquen desde fuera

Ralph Waldo Emerson (1803-1882)

Lo que está detrás o delante de ti,
es de poca importancia si lo comparas
con lo que está dentro de ti

Ralph Waldo Emerson (1803-1882)

Tú no estás en el Universo;
es el Universo el que está dentro de ti

Nisargadatta (1897-1981)

Tu visión se volverá clara
cuando mires dentro
de tu propio corazón, porque
el que mira hacia afuera sueña
y el que mira hacia adentro despierta

Carl Jung (1875-1961)

Conócete a ti mismo

Oráculo de Delfos

Cierra los ojos y verás

Joseph Joubert (1754-1824)

Médico, cúrate a ti mismo

Lucas 4:23

Los cambios

Cuando hay cambios en la vida se produce estrés como una respuesta natural para poder adaptarnos a ellos.

En ingeniería se considera al estrés como una fuerza que puede producir una deformación en un cuerpo físico.

En 1950, el endocrinólogo canadiense, Hans Selye, introdujo ese término en la medicina en su escrito: El estrés, un estudio sobre la ansiedad.

Estrés es la respuesta inespecífica
de nuestro organismo ante un estímulo
o demanda de la vida

Hans Selye (1907-1982)

Es una respuesta inespecífica porque, sin importar cuál es el estímulo, siempre se reacciona igual produciendo adrenalina, cortisol, etc. Es la respuesta adaptativa que ayuda al individuo a enfrentarse adecuadamente a la tensión y lo prepara para luchar o huir.

Para regresarnos al equilibrio se lleva a cabo el Síndrome General de Adaptación que consta de tres fases:

En la reacción de alarma, el cuerpo detecta el estímulo externo, dispara la respuesta primitiva, y nos prepara para luchar o huir.

En la fase de resistencia, o adaptación, el cuerpo toma medidas defensivas hacia el agresor.

En la fase de agotamiento, comienzan a terminarse las defensas del cuerpo.

Cuando hay muchos cambios, el estrés puede contribuir, directa o indirectamente, a la aparición de trastornos generales o específicos del cuerpo y de la mente. La falta de estrés en la vida también puede ser perjudicial.

Siempre que hay estrés hay cambio; cuando hay cambio hay movimiento; cuando hay movimiento estamos vivos.

Ante cada cambio tenemos la oportunidad de escoger nuestra actitud y expresar lo que sentimos para así poder adaptarnos.

Los sucesos generan cambios y éstos, cuando se salen de control, generan crisis.

CRISIS

La gente acepta el cambio solamente
si lo ve necesario, y sólo ve la necesidad
cuando hay una crisis

JEAN MONNET (1888-1979)

En los momentos de crisis,
sólo la imaginación es
más importante que el conocimiento

ALBERT EINSTEIN (1879-1955)

En las grandes crisis, el corazón
se rompe o se curte

HONORÉ DE BALZAC (1799-1850)

Se ha divulgado que el kanji "Crisis" tiene los ideogramas:

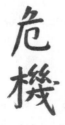

Peligro

Oportunidad

Es inspirador, pero según el filólogo y sinólogo Víctor H. Mair, "crisis" significa "momento de peligro". Bueno, independientemente de su significado, la diferencia la hacemos nosotros al asumir la actitud frente a ella.

La actitud

Es más importante cómo reaccionamos
ante un suceso, qué el suceso mismo

Anatolio Friedberg (1936-)

La única cosa que nos conecta
con la realidad es nuestra actitud

Charles Swindoll (1934-)

Los seres humanos pueden cambiar sus
vidas cambiando sus actitudes

William James (1842-1910)

Yo siento que la esencia de la práctica
espiritual es tu actitud hacia los demás

No podemos cambiar lo inevitable
pero escogemos, cada día, la actitud
que asumimos frente a las circunstancias

Charles Swindoll (1934-)

Los hombres se ven perturbados no por las
cosas, sino por las opiniones sobre las cosas

Epicteto (c. 55-135)

La actitud es más importante que
las circunstancias; puede
construir o destruir

Charles Swindoll (1934-)

La actitud que yo tome frente a la vida, es la
misma que la vida tomará ante mí

Mahatma Gandhi (1869-1948)

La vida es como un espejo:
si sonrío, el espejo me devuelve la sonrisa

MAHATMA GANDHI (1869-1948)

El diez por ciento de la vida está hecho de
lo que te sucede y el noventa por ciento se
decide por tu manera de reaccionar

STEPHEN COVEY (1932-2012)

Con una introspección más profunda:

El diez por ciento de mis problemas son
por tarugo, el restante noventa
por ciento son por metiche

GUILLERMO FÁRBER (1948-)

*Una parte importante de la curación
consiste en querer ser curado*

SÉNECA (4 A.C - 65 D.C)

CURACIÓN DE ACTITUDES

Sabiendo la importancia de nuestra actitud, ante las situaciones que nos presenta la vida, puedes consultar el sitio www.cecura.org.mx donde obtendrás más información valiosa.

Principios de la curación de actitudes

1. La esencia de nuestro ser es el amor y el amor es eterno.

2. La salud es la paz interior y sanar es liberarse del temor.

3. Dar y recibir son lo mismo.

4. Podemos liberarnos del pasado y del futuro.

5. El ahora es el único tiempo que existe y cada instante es para amar.

6. Podemos aprender a amarnos a nosotros mismos y a los demás perdonando más que juzgando.

7. Podemos convertirnos en buscadores de amor más que en buscadores de faltas.

8. Podemos elegir orientarnos hacia la paz interior a pesar de lo que sucede afuera.

9. Somos discípulos y maestros el uno del otro.

10. Podemos enfocarnos en la totalidad de la vida más que en fragmentos.

11. Puesto que el amor es eterno ya no tenemos que temer a la muerte.

12. Siempre podemos ver a las personas como dándonos amor o como pidiéndonos ayuda.

Guía para vivir la curación de actitudes

1. No estoy alterado por la razón que creo.

2. Elijo cambiar los pensamientos que me lastiman.

3. Elijo ver las cosas con espíritu positivo.

4. Me hago responsable de mi manera de ver las cosas.

5. Todas nuestras mentes están unidas en el amor y son una sola.

6. El perdón me abre las puertas a la paz interior.

7. Elijo no tratar de cambiar a los demás.

8. Elijo cambiar mi percepción del mundo, de los demás y de mí mismo.

9. Si mi mente está llena de dudas, temores y conflictos, eso es lo que proyecto hacia el exterior y eso es lo que vivo.

10. Si mi mente está llena de amor, de paz y bienestar, eso es lo que proyecto y eso es lo que vivo.

GERALD G. JAMPOLSKY*

*Traducción: Maruja Cándano.

Pensar o sentir

La mente es la VIA.
(Voluntad - Intelecto - Afecto)

El hombre piensa o siente.
La mujer piensa y siente

JOHN GRAY (1951-)

Nuestro gran conflicto está entre
tener la razón o ser feliz

NATHANIEL BRANDEN (1930-)

Si no puedes expresar lo que sientes,
siente lo que expresas.
Si no actúas como piensas,
vas a terminar pensando
como actúas

BLAS PASCAL (1623-1662)

Estoy contento de sentir,
aunque suelo estar triste por sentir

JOSÉ NAROSKI (1930-)

Sabemos demasiado
y sentimos muy poco

BERTRAND RUSSELL (1872-1970)

El sabio no dice todo lo que piensa,
pero siempre piensa
todo lo que dice

ARISTÓTELES (384-322 A.C.)

Hay que sentir el pensamiento
y pensar el sentimiento

MIGUEL DE UNAMUNO (1864-1936)

La batalla de la vida no siempre la gana
el hombre más fuerte, o el más ligero,
porque tarde o temprano, el hombre que
gana, es aquel que cree poder hacerlo

CHRISTIAN BARNARD (1922-2001)

Ver es creer, pero sentir
es estar seguros

PROVERBIO INGLÉS

Tanto si piensas que puedes,
como si piensas que no puedes,
estás en lo cierto

Henry Ford (1863-1947)

Siempre dí lo que sientas
y haz lo que piensas

Gabriel García Márquez (1928-)

Y cuando debemos sentir, pensamos

Proverbio inglés

Juntamos nuestros propósitos
y nos pusimos de acuerdo.
Entonces decidimos

Popol Vuh

Lo que sientes, lo puedes curar

John Gray (1951-)

El pensar nos conecta con nuestra dimensión física y el sentir con la espiritual Ten el valor de usar tu habilidad para sentir...

El corazón

Los grandes pensamientos
nacen con el corazón

Marqués de Vauvenargues (1715-1747)

*El corazón tiene sus razones
que la razón desconoce*

Blas Pascal (1623-1662)

Como el hombre piensa,
en su corazón, así es él

Proverbios 23:7

Lo esencial es invisible para los ojos,
sólo lo puedes ver con el corazón

Antoine de Saint-Exupery (1900-1944)

El agradecimiento es
la memoria del corazón

Lao Tse (c. 604-531 a.C.)

Con todo tu corazón

Amarás al Señor, tu Dios,
con todo tu corazón,
con toda tu alma y con todo tu ser

Deuteronomio 6:5

Confía en Dios con todo tu corazón y en tu
entendimiento no te apoyes

Proverbios 3:5

Me buscarás y me encontrarás, cuando me
busques con todo tu corazón

Jeremías (c.543-478 a.C.)

*Tu trabajo es descubrir tu mundo y después
entregarte a él con todo tu corazón*

Buda (c.543-478 a.C.)

LA REALIDAD

Para poder comprender un problema, incluyendo a la enfermedad, conviene situarnos en distintos planos o niveles. Veremos que en cada uno de ellos las cosas se ven diferente y también cambia su significado.

No vemos las cosas como ellas son;
vemos las cosas como nosotros somos

Anaïs Nin (1903-1977)

No sé si creo lo que veo o veo lo que creo. ¿Creer o crear?

Un milagro es el cambio de
percepción de la realidad

Un curso de milagros

La belleza está
en el ojo del observador

Margaret Wolfe Hungerford (1855-1897)

Hasta no ver no creer

Tomás el apóstol

También se puede decir: hasta no creer no ver.

Todas las cosas poseen belleza,
pero no todos tienen la capacidad de verla

CONFUCIO (551-479 A.C.)

Cuando juzgas a otro,
no lo defines a él,
te estás definiendo a ti mismo

WAYNE DYER (1940-)

Ya no se si estoy descubriendo una nueva
física o la estoy creando

ALBERT EINSTEIN (1879-1955)

Le pido al Creador que sane mi mente de los pensamientos
que me hacen ver a esta realidad como algo que no es luz,
paz, armonía y perfección.

Dios mío, sana mi mente, ayúdame
a perdonarme y enséñame otra
manera de ver esto

JULIE MARIE BURNS (1931-)

Si cambias la manera en que ves las cosas,
las cosas que ves cambian

WAYNE DYER (1940-)

Los ciegos y el Elefante*

Vale la pena recordar la lección que encierra esta antigua fábula de la India, que nos ayuda a reflexionar sobre la verdadera naturaleza de las cosas:

Eran seis hombres de Indostán muy inclinados a aprender, y fueron a observar a un Elefante (aunque ninguno de ellos podía ver), esperando todos que mediante la observación satisfarían lo que era su parecer.

El primero se acercó al Elefante y, sin poderlo evitar, contra su ancho y firme flanco cayó. De inmediato empezó a bramar: "Dios me bendiga, pero el Elefante ¡a una pared se asemeja en verdad!".

El segundo, al palpar el colmillo, exclamó: "¡Vaya! ¿Qué tenemos aquí tan curvado, suave y afilado? Está muy claro para mí, esta maravilla de Elefante ¡a una lanza se asemeja y es así!"

El tercero se aproximó al animal, y cuando el azar lo hizo atrapar entre sus manos la retorcida trompa alzó la cabeza para anunciar: "Ya veo. El Elefante ¡a una serpiente se asemeja, sin dudar!"

El cuarto extendió la mano con ansiedad y en torno de la rodilla palpó. "A lo que más se parece esta maravillosa bestia es muy evidente para mí", proclamó; "Está claro que el Elefante ¡a un árbol se asemeja, cómo no!"

_____

*Versión tomada de John Godfrey Saxe, con traducción anónima en la red

El quinto fue a dar con la oreja, y dijo: "Hasta la persona más ciega sabe a qué se parece más esto. Que lo niegue aquel que pueda, esta maravilla de Elefante ¡A un abanico se asemeja!"

El sexto apenas había empezado a la bestia a tantear cuando la movediza cola a su alcance acertó a pasar. "Ya veo", exclamó, "el Elefante ¡a una cuerda se asemeja en verdad!"

Y así estos hombres de Indostán largo tiempo disputaron a viva voz. Cada uno tenía su opinión aparte de la dureza y el vigor. Y aunque en parte todos tenían razón, ¡a la vez todos caían en el error!

Moraleja: Con frecuencia en las guerras teológicas los contendientes, imagino yo, se mofan en completa ignorancia de lo que el otro decir pretendió, y parlotean sobre un Elefante ¡Que ninguno vio!

¿No nos pasa esto a nosotros, creyendo que la realidad que percibimos es la verdadera, no nos percatamos de que cada quien sólo puede tener una vista parcial de la misma?

Por cierto, en hebreo "paz" se dice "shalom" y su raíz es "shalem" que significa "completo".

Solo puede haber paz y armonía cuando tomamos en cuenta todos los puntos de vista para así poder tener la visión completa. No debemos imponer nuestra realidad ni permitir que otros nos impongan la suya.

Responsabilidad

Si nosotros creamos nuestra propia realidad debemos asumir nuestra responsabilidad sobre la misma. Por ejemplo, ante una situación conflictiva con una persona, podemos asumir nuestra responsabilidad por la situación, creando armonía en el entorno, empleando una técnica ancestral,* de origen hawaiano, donde enviamos mentalmente lo siguiente:

Lo siento, perdóname, te quiero, gracias.

Es como si pidiera perdón por una parte mía o un pensamiento erróneo que ha creado esta situación.

Recuerdo haberlo usado con la recepcionista de un doctor, a la que supongo que yo le caía mal, que me hacía esperar, a veces más de una hora, a pesar de tener cita, y no me pasaba al doctor cuando lo llamaba. Estaba yo en la sala de espera, esta vez sin cita, entonces, repetí mentalmente las frases, y a los pocos minutos me pasó a mi consulta sonriendo.

La verdad

La verdad absoluta no existe, y esto…
es absolutamente cierto

Les Luthiers

---

* Ho´oponopono significa hacer lo correcto o corregir un error.

Toda verdad pasa por tres estadios:
primero es ridiculizada,
después es enfrentada violentamente y
al final es aceptada como algo evidente

ARTHUR SCHOPENHAUER (1788-1860)

Uno debe ser tan humilde como el polvo
para poder descubrir la verdad

MAHATMA GANDHI (1869-1948)

En este mundo traidor,
nada es verdad ni es mentira,
todo es según el color
del cristal con que se mira

RAMÓN DE CAMPOAMOR (1817-1901)

Y conoceréis la verdad,
y la verdad os hará libres

JUAN 8:32

No existe la libertad, sino su búsqueda, y
esa búsqueda es la que nos hace libres

CARLOS FUENTES (1928-2012)

Un error no se convierte
en verdad por el hecho de que
todo el mundo crea en él

MAHATMA GANDHI (1869-1948)

Si insisto en darte mi verdad
y no me detengo a recibir la tuya,
no puede haber verdad

THOMAS MERTON (1915-1968)

Todos conocen la misma verdad,
nuestra vida depende de cómo
la distorsionamos

WOODY ALLEN (1935-)

Si tu intención es describir la verdad,
hazlo con sencillez; la elegancia
déjasela al sastre

ALBERT EINSTEIN (1879-1955)

La verdad jamás daña a una causa justa

MAHATMA GANDHI (1869-1948)

Nunca hay que enseñar las teorías como
dogmas. Una creencia exagerada en
las teorías daría una idea falsa de
la propia teoría, se sobrecargaría
y avasallaría el espíritu quitándole la
libertad, ahogando su originalidad
y aficionándolo a los sistemas

Claude Bernard (1813-1878)

Todo el saber

Existe un lugar donde se encuentran
todas las respuestas

Óscar Escamilla Corres (1936-2007)

Me comentaba mi amigo Óscar Escamilla, cuando nos reuníamos a filosofar, acerca de unos casos donde se pone de manifiesto la existencia de ese lugar. Como lo recuerdo, lo escribo.

Los monos que lavaban camotes

Unos macacos en una isla comenzaron a enjuagar los tubérculos (batatas, boniatos, etcétera) antes de comerlos. Se expandió el conocimiento y luego los monos del continente, que no habían tenido contacto con los de la isla, también comenzaron a lavarlos.

El niño que calculaba

Era un niño que hacía cálculos mentales con mucha precisión. Le preguntaron que cómo lo hacía. Muy fácil, dijo él, recibo los números y espero la respuesta.

La niña que hablaba con las ballenas

Le preguntaron a una niña: "¿Cuándo pasa la ballena azul?" Y ella dio su respuesta, la cual se cumplió.

¿Cómo lo haces?, le dijeron. Ella respondió: "Voy a ese lugar donde todos hablamos el mismo idioma y le pregunto".

Los premios Nobel compartidos

Cuando un científico descubre algo, muchos otros científicos del mundo no tardan en descubrir lo mismo. Como si estuvieran sincronizados.

Pareciera como si nuestro pensamiento estuviera ligado al del resto de la humanidad.

*Toda la materia tiene su origen y existe en
virtud de una fuerza....
Debemos presuponer la existencia
de una mente inteligente
y consciente tras esa fuerza.
Esta mente es
la matriz de toda la materia*

Max Planck (1858-1947)

La matriz divina es nuestro mundo
y también todo lo que existe en
nuestro mundo. Somos nosotros
y todo lo que amamos, odiamos,
creamos y experimentamos

GREGG BRADEN

LAS CREENCIAS

Dios no habla, pero todo habla de Dios

Julien Green (1900-1998)

La Creación

En el principio,
Dios creó los cielos y la tierra

Génesis 1:1

El primer día CREÓ a los seres celestiales, el quinto a los animales y el sexto día al hombre, una combinación de ángeles y animal.

Ángel significa mensajero.

El Reino de los Cielos

El ser como niños chiquitos nos permite entrar al reino de los cielos, a través de los ángeles que enviamos y recibimos.

Y tuvo un sueño. Soñó con una escalera
apoyada en la tierra, y cuya cima tocaba los
cielos, y he aquí que los ángeles de Dios
subían y bajaban por ella

Génesis 28:12

215

El Paraíso

- El Árbol de la Vida: Nos permite distinguir entre lo falso y lo verdadero.

- El Árbol del Conocimiento: Nos permite distinguir entre el bien y el mal.

- El conocimiento: Nos expulsa del paraíso y nos oculta la verdad.

- La promesa: "Y seréis como dioses."

Bendiciones

Dios le dijo a Moisés: "Le comunicarás a Aarón que diga las siguientes oraciones al pueblo de Israel, y cuando él lo haga Yo los bendeciré."

> Que Dios te bendiga y te guarde.
> Que Dios haga resplandecer su rostro
> hacia ti y te agracie.
> Que Dios vuelva su rostro hacia ti
> y te conceda la paz
>
> NÚMEROS 6:24-26

Siempre podremos tratar de ser una bendición para los demás...

Oraciones

Jabez invocó al Dios de Israel, diciendo:
"Si en verdad me bendijeras y ensancharas
mi territorio, y tu mano estuviera conmigo
y me guardaras del mal para que
no me causara aflicción…".
Y Dios le concedió lo que solicitó.

1 CRÓNICAS 4:10

Sea tu voluntad, Dios mío y Dios
de mis padres, enviar prontamente
desde el cielo una curación
completa, curación del alma
y curación del cuerpo a _____.

SIDUR, PETICIÓN POR UN ENFERMO

La oración que sigue se usa antes de tomar o comer algo
que no tenga una oración específica.

Bendito eres Tú, Señor,
Dios nuestro, Rey del universo,
donde todo existe conforme
a su palabra

SIDUR, ORACIÓN ANTES DE TOMAR AGUA

Las oraciones sirven para dar gracias y permitir así la continuidad de lo que agradecemos. Dar gracias es otra forma de dar acuse de recibo.

A la hora de acostarnos le pedimos al Creador que nos cuide el alma.

En el nombre del Señor, Dios de Israel, está
a mi derecha Miguel, a mi izquierda Gabriel,
frente a mi Uriel, detrás mío Rafael
y por encima de mí, La Presencia Divina

Sidur, oración al acostarse

Donde:
"Miguel" es "la misericordia de Dios",
"Gabriel" es "la fuerza de Dios",
"Uriel" es "la luz de Dios" y
"Rafael" es "la curación de Dios".

La pregunta que surge es:
—¿Por qué Rafael está detrás de mí?
—Porque detrás de mí está el pasado, con todas las emociones reprimidas, que trayéndolas al presente, es lo único que se puede curar.

Al despertar agradecemos:

Gracias te doy a Ti, Rey viviente y eterno,
que con misericordia
me has devuelto el alma.
Inmensa es Tu bondad

SIDUR, ORACIÓN AL LEVANTARSE

En el rezo de la mañana:

Dios mío, el alma que me has dado es pura,
Tú la creaste, Tú la formaste,
Tú me la insuflaste y Tú la guardas
dentro de mí....

SIDUR, ORACIÓN DE LA MAÑANA

...y mientras mi alma esté en mi cuerpo
El Señor está conmigo y nada he de temer

SIDUR, ADÓN OLAM

Plegaria

Dios mío llena mi alma de amor por mi
arte y por todas las criaturas, aparta de
mí la tentación de que la sed de lucro y la
búsqueda de la gloria me influyan en el
ejercicio de mi profesión.

Sostén la fuerza de mi corazón para que
esté siempre dispuesto a servir al pobre y al
rico, al amigo y al enemigo,
al justo y al injusto.

Haz que no vea más que al hombre
en aquel que sufre.

Haz que mi espíritu permanezca claro en
toda circunstancia, pues grande y sublime
es la ciencia que tiene por objeto conservar
la vida de todas las criaturas.

Haz que mis enfermos tengan confianza en
mí y en mi arte y que sigan mis consejos y
prescripciones.

Aleja de sus lechos a los charlatanes,
al ejército de parientes con sus mil consejos
y a los vigilantes que siempre lo saben todo;
es una casta peligrosa,
que hace fracasar por vanidad
las mejores intenciones.

Concédeme, Dios mío, indulgencia
y paciencia con los enfermos
obstinados y groseros.

Haz que sea moderado en todo, pero
insaciable en mi amor por la ciencia.

Aleja de mí la idea de que lo puedo todo.
Dame la fuerza, la voluntad y la
oportunidad de ampliar cada vez más mis
conocimientos, a fin de que pueda
procurar mayores beneficios
a quienes sufren… ¡Amén!

MAIMÓNIDES[*] (1135-1204)

---

* Moisés Ben Maimón, (a) El Español, (a) Rambam.

CONCLUSIONES

1. Tú tienes una misión en la vida y cuentas con tu libre albedrío para cumplirla.

2. Para poder cumplir tu misión, debes mantener la comunicación entre tu cuerpo y tu espíritu, aquello que se llama sentir.

3. Mantienes esa comunicación cuando eres congruente entre lo que sientes y lo que expresas.

4. En la concepción, recibes de tus padres todos sus miedos, y éstos atraen situaciones que te hacen sentirlos para que puedan procesarse.

5. Para cumplir tu misión, es necesario recibir las situaciones sin juzgarlas, y mandar de regreso lo que te hacen sentir.

6. Tu libre albedrío te permite recibir o rechazar una situación y sentir o reprimir las emociones que te genera.

7. Cuando rechazas la situación y reprimes lo que te hace sentir, lo somatizas mediante una enfermedad o un accidente, para así poder sentir lo que reprimiste.

8. Si reprimes la emoción ante una situación se bloquea el flujo emocional y este se manifiesta en el cuerpo al día siguiente.

9. Se te seguirán repitiendo situaciones hasta que sientas voluntariamente las emociones que te generan.

10. Todo lo que has reprimido se guarda en un costal, que forma tu pasado, y eso es lo único que puedes curar.

El futuro

A raíz de la secuenciación del genoma humano (2001) se ha tratado de hacerle modificaciones para poder erradicar las enfermedades. El problema es que si no hay enfermedades, entonces no podríamos expresar las emociones reprimidas, que sabemos es el propósito de enfermar, y le estaríamos dificultando al ser humano la capacidad de cumplir su misión.

De buenas intenciones,
están llenos los panteones

FRASE POPULAR

EPÍLOGO

Somos uno

Cuando te des cuenta de que lo que haces a otro te lo haces a ti mismo, habrás entendido la Gran Verdad

LAO TSE (C. 604-531 A.C.)

Tú y yo no somos más que una sola cosa: no puedo hacerte daño sin herirme

MAHATMA GANDHI (1869-1948)

Todas las cosas son uno

HERÁCLITO (C. 540-475 A.C.)

Lo que afecta a la vida de cualquier persona o comunidad, afecta a la vida de todos

ROWAN DOUGLAS WILLIAMS (1950-)

Cuidar a cualquiera de nosotros
es cuidarnos a todos...

Tú eres la semilla del milagro
y también el propio milagro

GREGG BRADEN

E pluribus unum.
A partir de muchos, uno

VIRGILIO (70-19 A.C.)

Una injusticia hecha a uno
es una amenaza a todos

MONTESQUIEU (1689-1755)

Formamos una unidad inseparable con todo.

Lo que afecta a uno afecta a todos

LEY DE LA COMUNIÓN

Comunión se puede definir como la unión o acuerdo en las ideas, las opiniones o los sentimientos que crean un lazo o vinculación entre las personas como si fuesen una sola.

Todos pensamos diferente, pero sentimos igual; somos uno en el sentir...

> Honro ese lugar dentro de ti y dentro
> de mi, donde mora la Divinidad.
> Cuando estamos en el, somos uno solo
> MAHATMA GANDHI (1869-1948)

Todo va dirigido a mí

Hace unos 20 años me invitó Janet Arceo a participar en su programa de radio. Hablé sobre la homeopatía y algunos otros temas de salud. Durante la emisión los escuchas hablaban por teléfono para dejarme sus comentarios. Después de tanto tiempo solamente recuerdo uno:
        "Gracias doctor por lo que me dijo".

Cuando nació mi nieto, su hermana tenía tres años y medio. A las dos semanas, cumpliendo nuestra labor de abuelos, la sacamos a pasear. Nos encontramos con varias personas que llevaban muchos globos grandes amarillos.
Entonces le dije a mi nieta:
    —Mira… ¡qué bonitos globos!

Y ella respondió:

—Sííí… están muy contentos porque nació mi hermanito.

Cuando miras, con ojos de niño chiquito,
te das cuenta de que todo
es en tu honor...

El mundo entero fue creado para mí

EL TALMUD

Escucha a tu corazón

Cuando frente a ti se abran muchos
caminos, y no sepas cual tomar, no elijas
uno al azar, siéntate y espera.
Respira con la profundidad confiada con
que respiraste el día que viniste al mundo
sin dejarte distraer por nada,
espera y vuelve a esperar.
Quédate quiet@, en silencio
y escucha a tu corazón.
Cuando te hable, levántate
y dirígete hacia donde él te lleve.

SUSANNA TAMARO (1957-)
DONDE EL CORAZÓN TE LLEVE

Mi camino

LOS INICIOS

En la UNAM estudié Ingeniero Mecánico Electricista en la Facultad de Ingeniería e hice el servicio social en su Centro de Cálculo Electrónico. En 1966 tomé un taller de computación digital y analógica en el Centro Nacional de Cálculo del IPN. En 1967 entré a trabajar a IBM de México, donde recibí un entrenamiento intensivo en ingeniería de sistemas. Trabajé varios años con clientes tanto de la industria como del gobierno y para capitalizar mi experiencia de campo fui asignado al Centro Educacional. Empezaba a popularizarse la programación modular que incluía el diseño descendente (*top down*), o sea, ir de lo general a lo particular "primero se diseña el control y luego los programas correspondientes a cada uno de los módulos". En ese entonces se programaba de manera lineal; se le llamaba en bolas de espagueti, porque si modificábamos una línea de código del programa no podíamos predecir en cuántos lados iban a repercutir los cambios, dificultando así el mantenimiento de los sistemas.

Alrededor de 1968, leí el artículo *¿Qué es la homeopatía?*, del periodista francés Jacques Mousseau, en la revista *Planeta*, dirigida por Louis Pauwels coautor del libro *El retorno de los brujos*. El artículo me inspiró y me gustó mucho, ya que reflejaba la misma concepción del hombre y su salud que lo que yo estaba enseñando en el diseño de los sistemas y la programación modular.

Cuando atendía al Seguro Social, como ingeniero de sistemas, me enteré de que un programador, que yo conocía desde ingeniería, había estudiado homeopatía (José Dolores Mora). Le comenté que quería adentrarme en el estudio de la homeopatía. Me recomendó el libro *La homeopatía en casa*, por el doctor I. D. Johnson, traducido del inglés al español y puesto al día por el doctor Eulalio Darío Flores de la Escuela Libre de Homeopatía de México.

El libro me pareció muy interesante, ya que viene ordenado por padecimiento, comparando entre sí los distintos medicamentos que se puede utilizar. Le comenté a mi amigo que efectivamente ese libro facilita la elección del medicamento para un padecimiento dado, pero lo que a mí me interesaba más era la filosofía en la que se basa la homeopatía. Entonces él me sugirió el *Organon de la medicina*, escrito por el creador del método, Samuel Hahnemann, y me dijo que tal vez me iba a ser difícil entenderlo. Ahora, más de 40 años después, veo que tenía toda la razón. A partir de eso, me enamoré de la homeopatía y de sus principios.

En 1973 fue mi primera experiencia con la homeopatía cuando mi hijo, entonces de tres años, tuvo un accidente, se cayó de cabeza de la escalera de una resbaladilla, como de tres metros de altura, golpeándose en la cara y perdiendo el sentido.

El pediatra lo revisó y dijo que observáramos si vomitaba o si no lo podíamos despertar. Al llegar a la casa vomitó y el doctor dijo que posiblemente fue por el movimiento del coche. Para la tarde ya tenía media cara inflamada y negra por el moretón. Empezó a tener fiebre. Recordé que me habían recomendado al doctor Juan José Lecanda Calderoni, porque había tratado a la esposa de un amigo que tuvo polio. Le hablamos y dijo que envolviéramos al niño con una manta y se lo lleváramos. Él no nos decía qué medicamento homeopático prescribía pero esa vez, ante una pregunta directa, me respondió que efectivamente le estaba dando Árnica y otro medicamento que no me dijo (supongo que era Belladona), y en ese instante mi hijo abrió un ojo (el otro estaba muy hinchado y se tardó un día en abrirlo).

El doctor Lecanda usaba conjuntamente la alopatía y la homeopatía.

Durante varios años fuimos sus pacientes hasta que en una ocasión, cuando él estaba de vacaciones, mi hijo presentó febrícula por las tardes y nos preocupamos. Mi amigo Óscar Escamilla siempre me insistía en que usara una técnica estándar tal como fue diseñada, en este caso la homeopatía, sin mezclarla con otras terapéuticas.

Por recomendación suya, el doctor David Flores Toledo, que ejercía la homeopatía clásica, aceptó ver a mi hijo. Durante la consulta recibí una agradable sorpresa cuando el doctor Flores me comentó que el *Organon* de Hahnemann y el *Repertorio* de Kent seguían usándose y no estaban obsoletos.

Después de varios días de tratamiento la fiebre persistía. Nos reportamos con el doctor Flores y él nos indicó que ya dejáramos de medirle la temperatura. ¡Sabia recomendación!

La preparación

Traté de estudiar la especialidad de homeopatía, pero para eso era requisito ser médico o estudiante de medicina. Para poder ser aceptado como alumno de la especialidad, en 1975 me metí a estudiar medicina por las tardes, a pesar de estar trabajando. Entonces me ofrecieron la gerencia del Centro de Educación Técnica en IBM y, como yo suponía que los gerentes no hacían nada, acepté pensando que tendría más tiempo para estudiar. Al poco tiempo, ¡oh sorpresa! me di cuenta de que estaba totalmente equivocado, que tenía que trabajar más que antes, y entonces tuve que dejar de estudiar medicina. Sin embargo seguí con los estudios del postgrado, en Homeopatía de México, a sabiendas de que nunca iba tener un papel oficial. Asistía a las clases acompañado de mi esposa, Psicóloga, que había sido aceptada como oyente. Por mi afición a la fotografía conocí en los congresos de la Liga Médica Homeopática (*Liga Medicorum Homeopathica Internationalis*) a los homeópatas más reconocidos del mundo.

En 1983 tuve la oportunidad de salirme de IBM y decidí estudiar formalmente medicina, para que no me dijeran "chochero". Fui aceptado nuevamente en la Escuela Nacional de Medicina y Homeopatía del IPN y me dediqué tiempo completo a estudiar, pudiendo adelantar materias. Me di cuenta de que no era lo mismo "Los tres mosqueteros" que "20 años después".

Dos pilares muy importantes durante mi carrera fueron Teresa Pérez Estrada y Emma Jiménez.

En 1985, habiendo cumplido con el sesenta por ciento de las asignaturas del programa, el doctor David Flores Toledo me firmó la responsiva médica para que yo pudiera ejercer como pasante. Empecé a dar algunas consultas particulares. Ya tenía lo que iba a ser mi consultorio pero el edificio donde se hallaba localizado se cayó con el terremoto.

Al terminar la carrera realice el internado en el Hospital Nacional Homeopático para poder practicar la homeopatía institucional.

El servicio social lo hice en el Instituto de Investigaciones Biomédicas de la UNAM, llevando a cabo una investigación titulada *"Modelos de razonamiento médico en inteligencia artificial"*.

Me gradué de Médico Cirujano y Homeópata en el IPN y obtuve la cédula de Especialidad en Homeopatía en Homeopatía de México.

Sigo ejerciendo la homeopatía de forma particular y espero continuar haciéndolo "mientras el cuerpo aguante".

LA BÚSQUEDA

Siempre me gustó resolver acertijos, leer libros, la ciencia ficción y cuestionar todo.

En 1992 al fallecer mi padre (q.e.p.d.) inicié la búsqueda del alma y el espíritu, a dónde se van al morir, qué pasa con el cuerpo: Las preguntas ya estaban; ahora sólo faltaban las respuestas.

Le pregunté a mis amigos, a mis pacientes, a sacerdotes católicos, a pastores protestantes, a un sacerdote hindú y a varios rabinos.

Conforme avanzaba la búsqueda fue cambiando mi visión acerca del propósito de enfermar y los caminos de la curación.

Buscando cuál es el propósito de la vida, encontré las herramientas que me permiten alcanzarlo…

> He visto mas allá que otros seres
> humanos porque me he subido en
> hombros de gigantes que me antecedieron
>
> Isaac Newton (1643-1727)

Índice de frases

Onomástico

Biblia

Otras tradiciones

Otros

Proverbios populares

Bibliografía

Alexander, T., Romero, E. (1988) *Érase una vez… MAIMÓNIDES*. Córdoba: El Almendro.

Ammann, L. (1991) *Autoliberación*. México: Plaza y Valdés.

Ammon, G. (1979) *Psychoanalysis and Psychosomatics*. Nueva York: Springer.

Bandoel, M. (1990) *Fundamentos Filosóficos de la Clínica Homeopática*. Argentina: Albatros.

Barros-St.Pasteur, J. (1985) *Homeopatía. Medicina del terreno*. Venezuela: EBVC.

Bateson, G. (1979) *Espíritu y Naturaleza*. Nueva York: E. P. Dutton.

Bateson, G. (1993) *Una unidad sagrada. Pasos ulteriores hacia una ecología de la mente*. Barcelona: Gedisa.

Bazzi, T., Fizzotti, E. (1989) *Guía de la Logoterapia. Humanización de la psicoterapia*. Barcelona: Herder.

Beck, R. C. (1986) *Applying Psychology*. New Jersey: Prentice-Hall.

Böhme, Gernot y Hartmut (1998) *Fuego, Agua, Tierra, Aire*. Barcelona: Herder.

Braden, G. (2010) *La Matriz Divina*, Málaga: Sirio.

Brand, P. W. (1995) *The gift nobody wants*. Nueva York: HarperCollins.

Brody, H. (2000) *The Placebo Response*. Nueva York: HarperCollins.

Cándano, G. (2005) *Mi Cáncer, un regalo con envoltura extravagante*. México: Ger.

Carter-Scott, C. (1998) *If Life is a Game, These are the Rules*. Nueva York: Broadway Books.

Carter-Scott, C. (2000) *Si el amor es un juego, éstas son las reglas*. Barcelona: Plaza & Janes.

Casasnovas, L. (2003) *La memoria corporal*. Bilbao: Desclée de Brouwer.

Coussins, N. (2000) *Anatomía de una Enfermedad*. Barcelona: Kairós.

Dahlke, R., Dethlefsen, T. (1990) *La enfermedad como camino*. España: Plaza y Janes.

Dahlke, R. (2005) *La salud como camino*. Buenos Aires: Robin Book.

Darwin, C. (1984) *La expresión de las emociones en los animales y en el hombre*, 1878. Madrid: Alianza.

Dawson, M. (1993) *El Milagro de la Autocuración*. Argentina: Errepar.

Demarque, D. (1987) *Homeopatía. Medicina de la Experiencia*. México: Propulsora de Homeopatía.

Doman, G. (1993) *Qué hacer por su niño con lesión cerebral*. México: Diana.

Eizayaga, F. X. (1972) *Tratado de Medicina Homeopática*. Buenos Aires: Marecel.

Fabry, J. (1990) *La búsqueda de significado. La logoterapia aplicada a la vida*. México: FCE.

Fadiman, J., Frager, R. (1979) *Teorías de la personalidad*. México: Harla.

Fárber, G. (2004) *¡Déjate de Pendejadas!* México: Edición del autor.

Flores-Toledo, D. (1995) *Iniciación a la Homeopatía*. México: Porrúa.

Frankl, V. (1984) *Ante el vacío existencial. Hacia una humanización de la psicoterapia*. Barcelona: Herder.

Frankl, V. (1985) El *hombre en busca de sentido*. Barcelona: Herder.

Fromm, E. (1967) *Y seréis como dioses*. Buenos Aires: Paidós.

Gandhi, M. K. (2005) *La verdad es Dios*. Santander: Sal Térrea.

Gray, J (1984) *What You Feel, You Can Heal*. California: Heart.

Haehl, R., Hering, C. (1990) *Medicina popular Homeopática*. India: B. Jain.

Hahnemann, S. (2001) *El Organon de la Medicina, comentado por David Flores Toledo*. México: Instituto Politécnico Nacional.

Hahnemann, S. (1984) *Organon de la Medicina*. México: Porrúa.

Hahnemann, S. (1990) *Enfermedades crónicas*. México: Porrúa.

Hahnemann, S. (1952) *Materia Medica Pura*. India: M. Bhattacharyya.

Hanson, P. (1989) *El placer del estrés*. México: Sitesa.

Hanson, P. (1991) *El estrés para el éxito*. México: Sitesa.

Homeopatía de México (1964) *Memoria de la primera asamblea general. Miasmas o enfermedades crónicas de Hahnemann*. México: Autor.

Johnson, J., Rasbury, W., Siegel, L. (1992) *Métodos de tratamiento infantil*. México: Limusa.

Kant, Emmanuel (1979) *Filosofía de la historia*. México: FCE.

Keipenheuer, K. (1992) *Lo que nos dicen los niños con sus enfermedades*. España: Urano.

Kent, J. T. (1980) *Filosofía Homeopática*. Buenos Aires: Ed. Albatros.

Kierkegaard, S. (1983) *Fear and trembling*. Repetition. New Jersey: Princeton.

Lasprilla, E. (1991) *Reflexiones críticas sobre medicina clásica y homeopática*. Argentina: Albatros.

Latner, J. (1978) *El libro de la terapia Gestalt*. México: Diana.

Lavier, J. A. (1973) *Medicina china, medicina total. Barcelona*: Acervo.

Maimónides (1984) *Medical writings*. Haifa: The Maimonides Research Institute.

Mello, A. de (1982) *El canto del pájaro*. México: Sal Terrae.

Mendiola, R. (1980) *Bases Científicas de la Medicina Homeopática*. México: J. y J. Brigon Impresores.

Minuchin, S., et al (1978) *Psychosomatic families. Anorexia nervosa in context*. USA: Harvard University Press.

Minuchin, S. y Nichols, M. (1994) *La recuperación de la familia*. España: Paidos.

Monbourquette, J. (1999) *Reconciliarse con la propia sombra*. Santander: Sal Terrae.

Mundy, W. L. (1993) *Curing Allergy with Visual Imagery*. Kansas: Mundy and Associates.

Naranjo, C. (1991) *La vieja y novísima Gestalt. Actitud y práctica*. Chile: Cuatro Vientos.

Newton, I. S. (1687) *Philosophiae Naturalis Principia Mathematica*.

Londres: S. Pepys.

Ong, Walter J. (1982) *Oralidad y escritura. Tecnologías de la palabra*. México: FCE.

Onnis, L. (1990) *Terapia familiar de los trastornos psicosomáticos*. España: Paidos.

Ouspensky, P. D. (1984) *Psicología de la posible evolución del hombre*. Argentina: Hachette.

Papp, P. (1987) *El proceso del cambio. Argentina*: Paidós.

Paschero, T. (1983) *Homeopatía*. Argentina: El Ateneo

Perls, F. (1976) *El enfoque gestáltico & testimonios de terapia*. Chile: Cuatro Vientos.

Perls, F. (1994) *Terapia Gestalt*. México: Árbol.

Philpott, W. H., Kalita, D. K. (1987) *Brain Allergies*. Connecticut: Keats.

Plutchik, R. (1987) *Las Emociones*. México: Diana.

Poplawsky-Krinsky, I. (1998) *El concepto de enfermedad: Una revisión teórica bajo la perspectiva psicológica y homeopática. Tesina para la licenciatura de Psicología*. México: Universidad Iberoamericana.

Rapp, D. J. (1991) *Is this your child?* Nueva York: William & Morrow.

Reeve, J. (1994) *Motivación y Emoción*. Madrid: McGraw-Hill.

Robertson, R. (1998) *Arquetipos junguianos*. Una historia de los arquetipos. España: Paidós.

Rush, M. (1995) *Descifra los mensajes del cuerpo*. Madrid: EDAF.

San Martin, H. (1983) *Salud y enfermedad*. México: La Prensa Médica Mexicana.

Sánchez-Ortega, P. (1977) *Apuntes sobre los miasmas o enfermedades crónicas de Hahnemann*. México: Homeopatía de México.

Sánchez-Ortega, P. (1992) *Introducción a la Medicina Homeopática. Teoría y técnica*. México: Homeopatía de México.

Sapolsky, R. M. (2000) *Why zebras don´t get ulcers*. Estados Unidos: Barnes & Noble.

Sarno, J. (2000) *Libérese del dolor de espalda*. Madrid: Sirio.

Satir, V. (1991) *Nuevas relaciones humanas en el núcleo familiar*. México: Pax.

Selye, H. (1952) *Endocrinología*. Barcelona: Salvat.

Selye, H. (1956) *The Stress of Life*. Estados Unidos: McGraw-Hill.

Sidur (2002) *El Sidur ArtScroll Completo*. Nueva York: Mesorah.

Spitz, R. A. (1969) *El primer año de vida del niño*. México: FCE.

Steiner, R. (2001) *Fisiología Oculta*. Argentina: Antroposófica.

Tamaro, S. (1996) *Donde el corazón te lleve*. Madrid: Océano.

Thich Nhat Hanh (2007) *El poder de la plegaria*. Barcelona: Oniro.

Tomás, J. (1990) *Enfermedades psicosomáticas*. España: Salvat.

Tres Iniciados (2007) *El Kybalión*. Madrid: Manakel.

Trismegisto, Hermes (2002) *El Kybalion*. Barcelona: Fapa Ediciones.

Truman, K. (1991) *Feelings buried alive never die....* Las Vegas: Olympus.

Vijnovsky, B. (1978) *Tratado de Materia Médica Homeopática*. Buenos Aires: Edición del autor.

Watzlawick, P. (1983) *El lenguaje del cambio*. Barcelona: Herder.

Watzlawick, P., Bavelas, J., Jackson, D. (1987) *Teoría de la comunicación humana*. Barcelona: Herder.

Watzlawick, P., Weakland, J., Fusch, R. (1985) *Cambio*. Barcelona: Herder.

Weber, W. (1993) *El hombre es más que su cuerpo*. Madrid: EDAF.

Wooley, B. (2004) *Heal Thyself*. Nueva York: HarperCollins.

Zweig, C., Abrams, J. (2000) *Encuentro con la sombra*. Barcelona: Kairós.

Esta obra se terminó de imprimir
en noviembre de 2014, en los Talleres de

IREMA, S.A. de C.V.
Oculistas No. 43, Col. Sifón
09400, Iztapalapa, D.F.